Bereit für meinen Zahnarztbesuch
Ein Buch über den Zahnarztbesuch für Kinder

Dieses Buch gehört:

Geschrieben von Dr. Fei Zheng-Ward   Illustiert von Moch. Fajar Shobaru

Urheberrecht 2024 Fei Zheng-Ward

Alle Rechte vorbehalten. Publiziert von Fei Zheng-Ward, einem Imprint von FZWbooks.

Kein Teil dieses Buches darf ohne vorherige schriftliche Genehmigung des Inhabers des Urheberrechtes kopiert, reproduziert, aufgenommen, übertragen oder in irgendeiner elektronischen oder physischen Form gespeichert werden.

ISBN 979-8-89318-049-7 (eBook)
ISBN 979-8-89318-048-0 (Taschenbuch)

Deine Zähne helfen dir dabei, dein Lieblingsessen zu kauen und deine Lieblingswörter zu sprechen - außerdem schenken sie dir dein schönes Lächeln.

Deshalb ist es wichtig, dass du gut auf sie aufpasst.

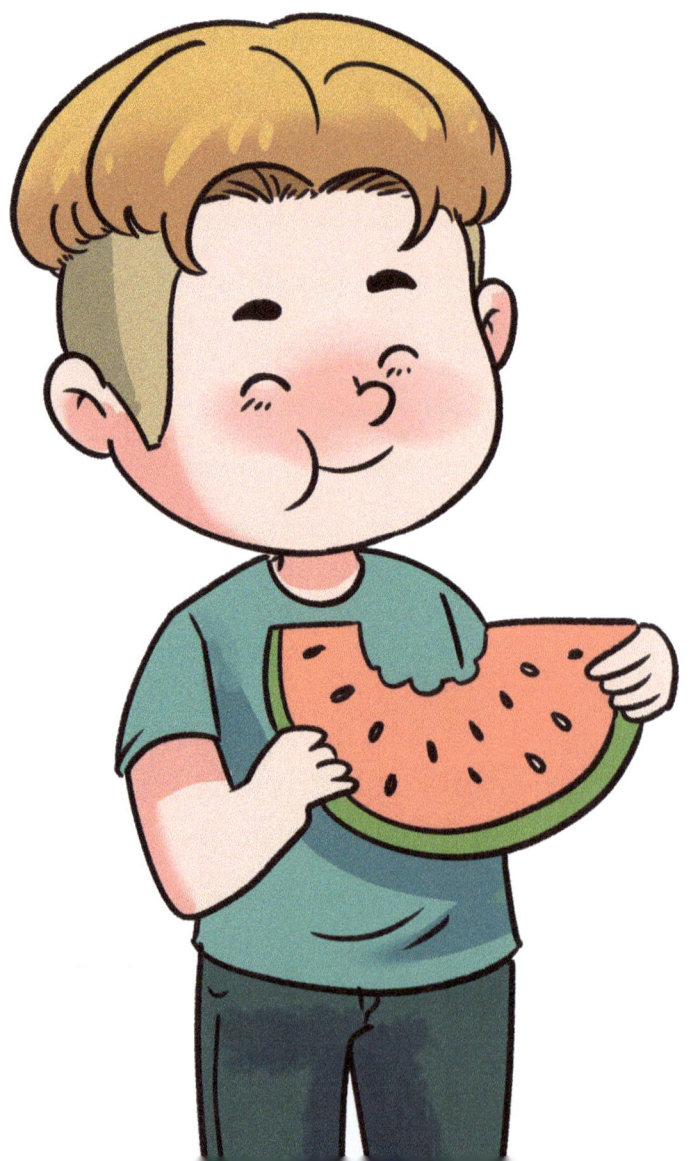

Wie viele Zähne hast du?

Schreib deine Antwort hier drunter: _____

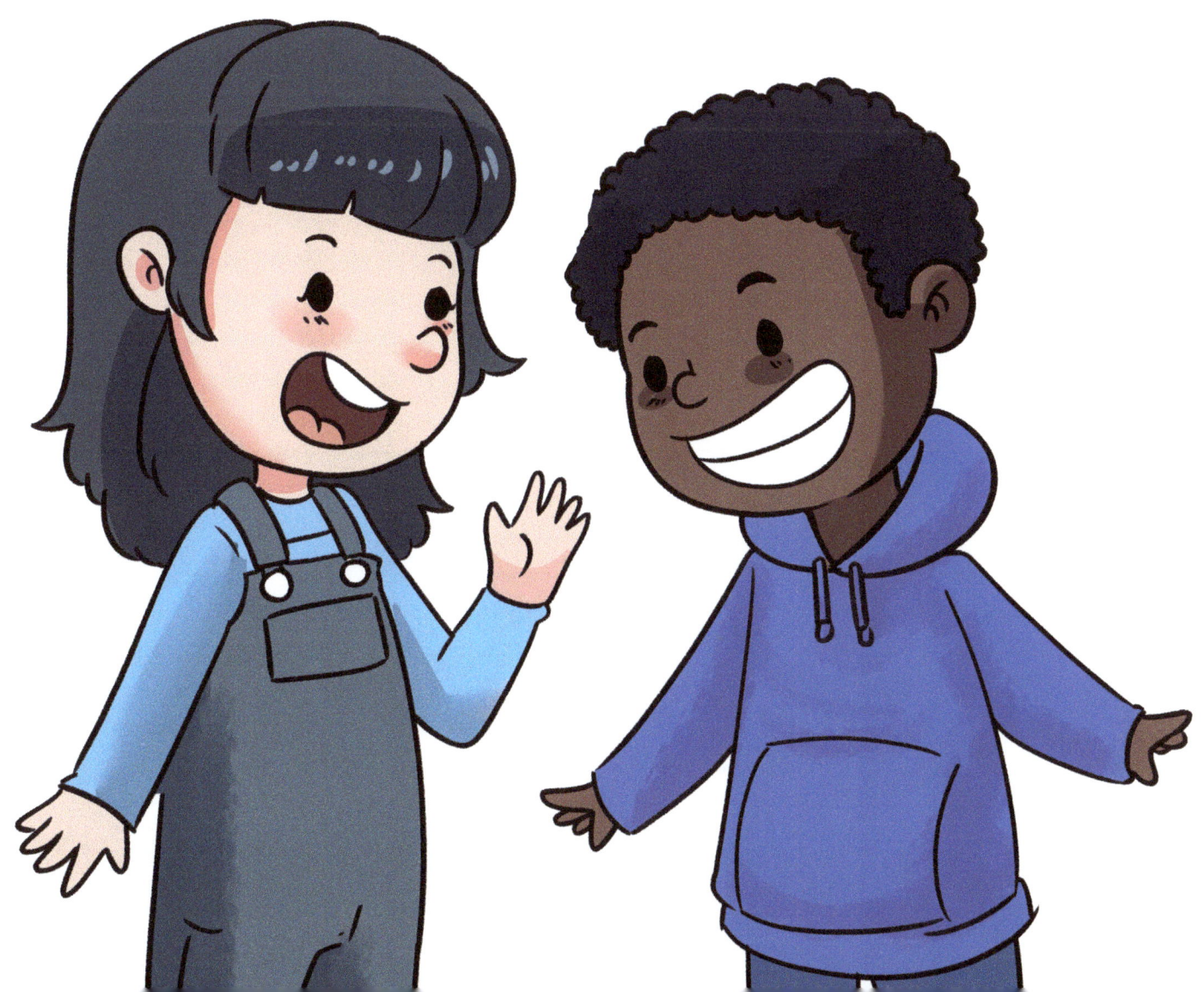

**Ein Zahnarzt ist ein Arzt, der sich um deine Zähne und den Mund kümmert.
Deine Mama, dein Papa, und auch deine Großeltern gehen alle zum Zahnarzt.**

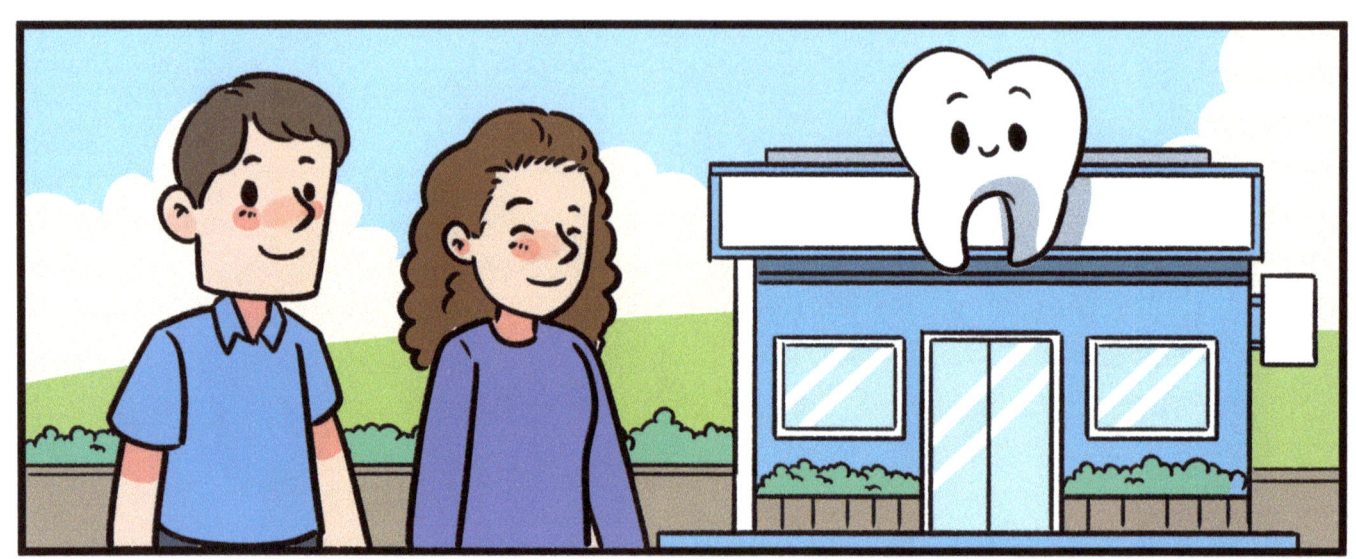

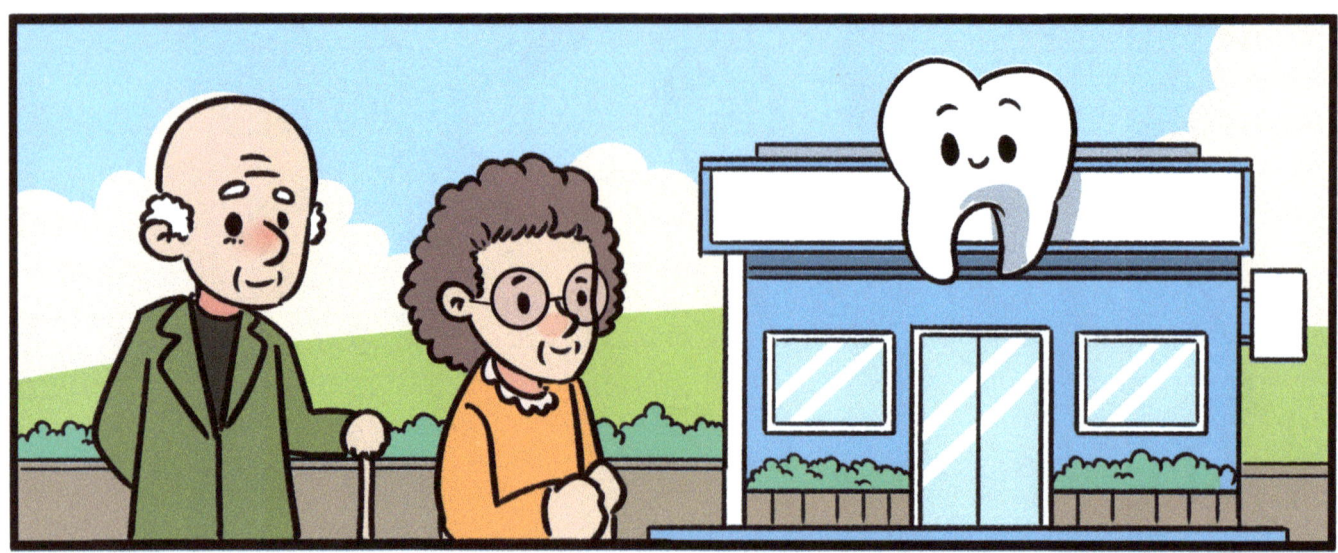

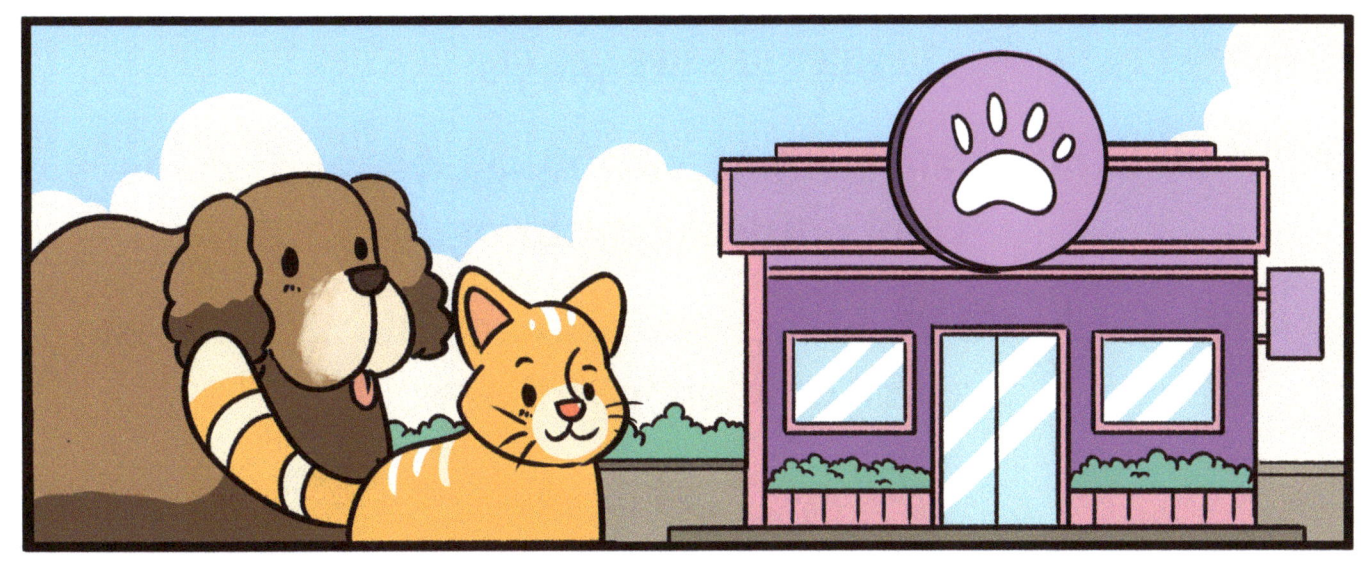

Wusstest du, dass auch Hunde und Katze ihre Zähne untersuchen lassen müssen?

Und auch die Zähne von Tieren im Zoo werden kontrolliert.

Egal, ob du einen oder 32 Zähne hast: Jeder muss zum Zahnarzt.

Warst du schon einmal beim Zahnarzt?

Kreise deine Antwort ein: Ja   oder   Nein

Am Tag deines Besuchs beim Zahnarzt kommst du in die Zahnarztpraxis.

Du kannst dein Lieblingsspielzeug oder auch deine Lieblingsdecke mitbringen.

Vielleicht fühlst du dich ein bisschen nervös - das ist vollkommen in Ordnung.

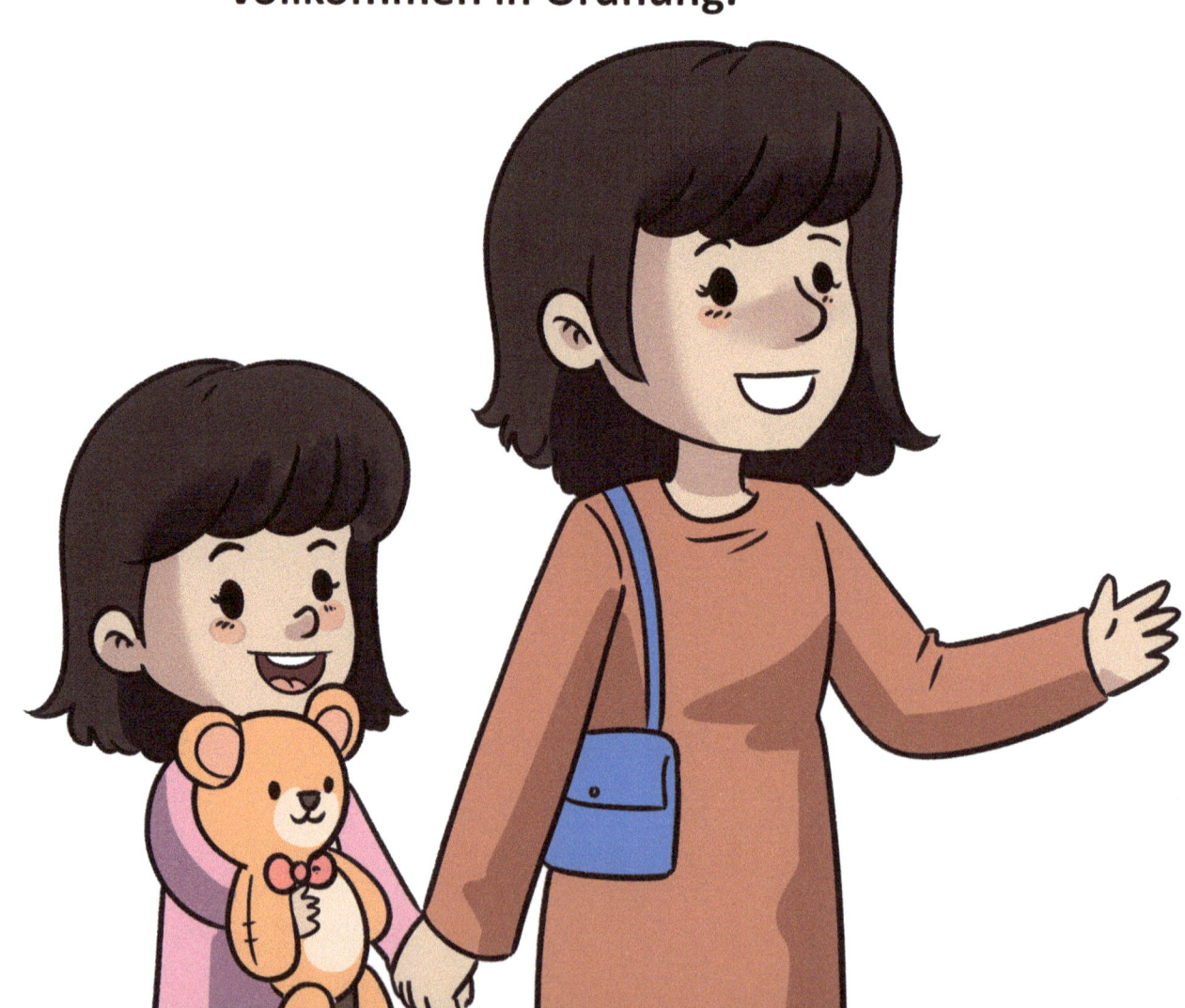

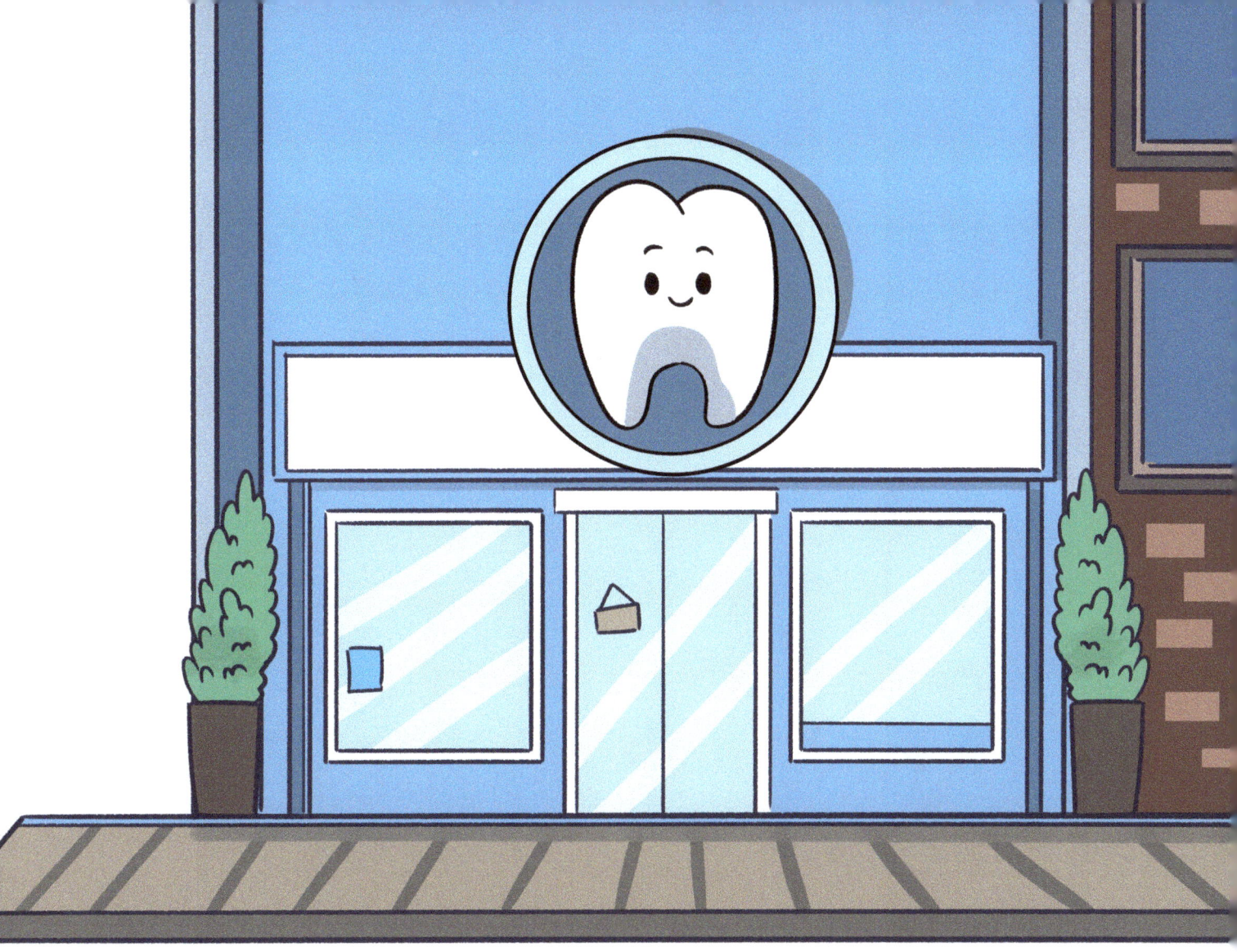

Was planst du mitzunehmen?

Schreib deine Antwort hier drunter:

_____

Du wirst dich im Krankenhaus anmelden, dafür musst du den Menschen dort deinen Namen und Geburtstag verraten.

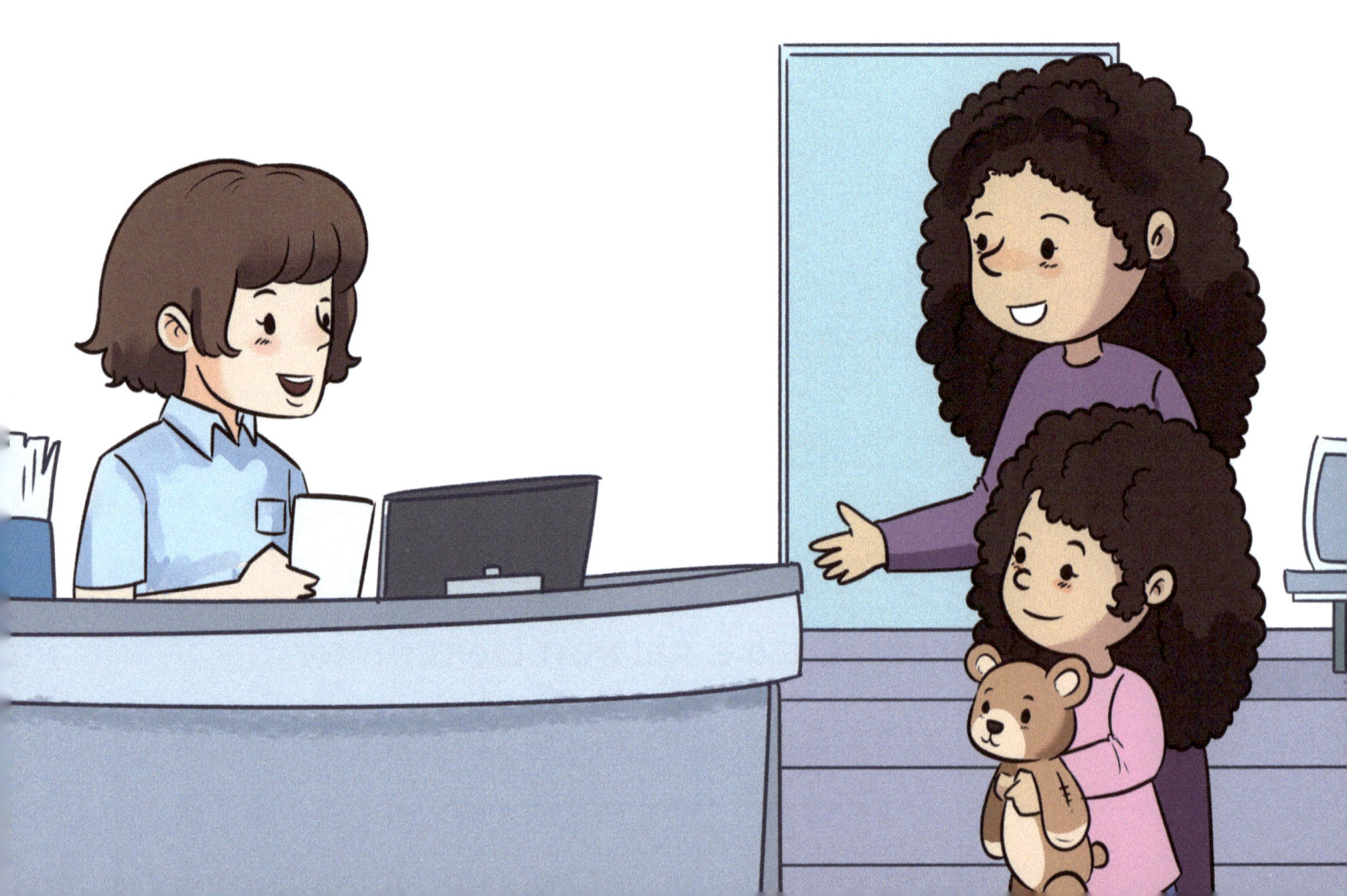

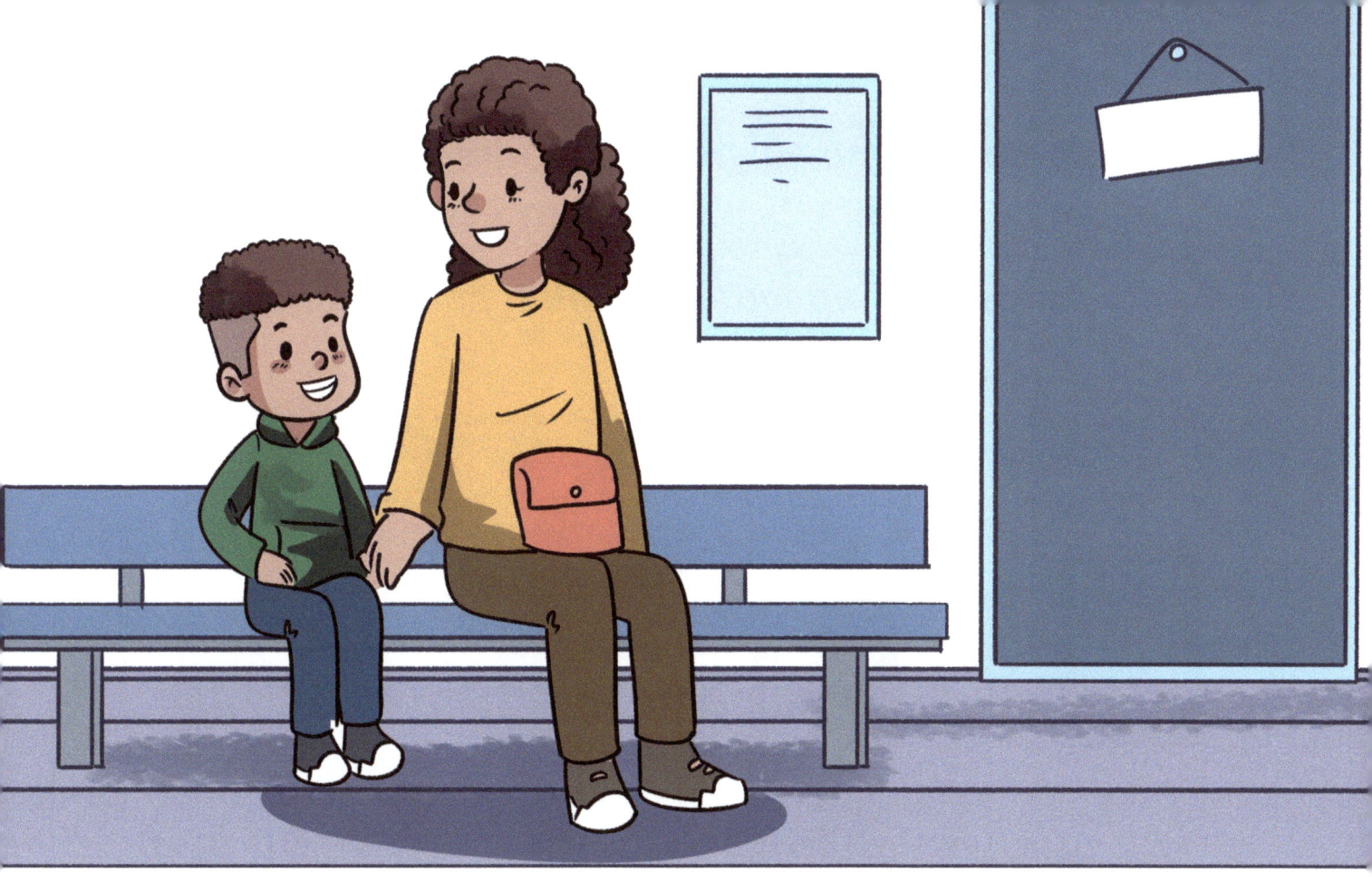

Nachdem ihr euch angemeldet habt, wirst du mit deinen Eltern oder deiner Begleitperson im Wartezimmer warten, bis der Zahnarzt für dich bereit ist.

_____, du schaffst das!
(Schreib hier deinen Namen hin)

Alle sind hier, um dir Mut zu machen!

Nachdem dein Name aufgerufen wurde, gehst du in den Behandlungsraum. Schau dir den Raum genau an.

Kannst du Folgendes im Raum entdecken?

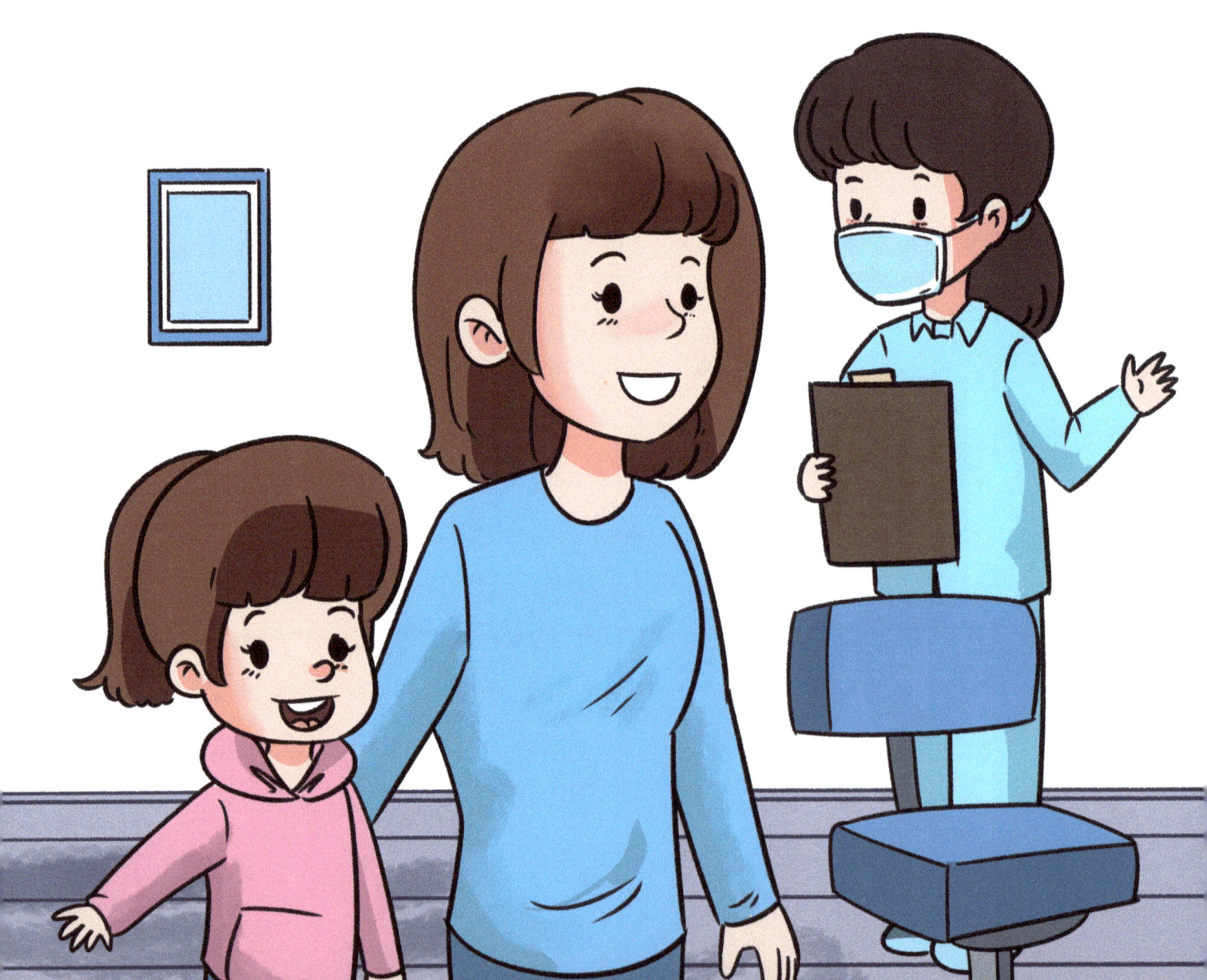

1. Ein großer Stuhl, der sich auf und ab bewegen kann
2. Ein helles Licht, mit dem in deinen Mund geleuchtet wird
3. Einen Stuhl für deine Begleitperson oder dein Lieblingsspielzeug
4. Die Zahnarzthelferin mit einer Maske
5. Einen Monitor, auf dem du dir etwas angucken kannst, während der Zahnarzt auf deine Zähne guckt

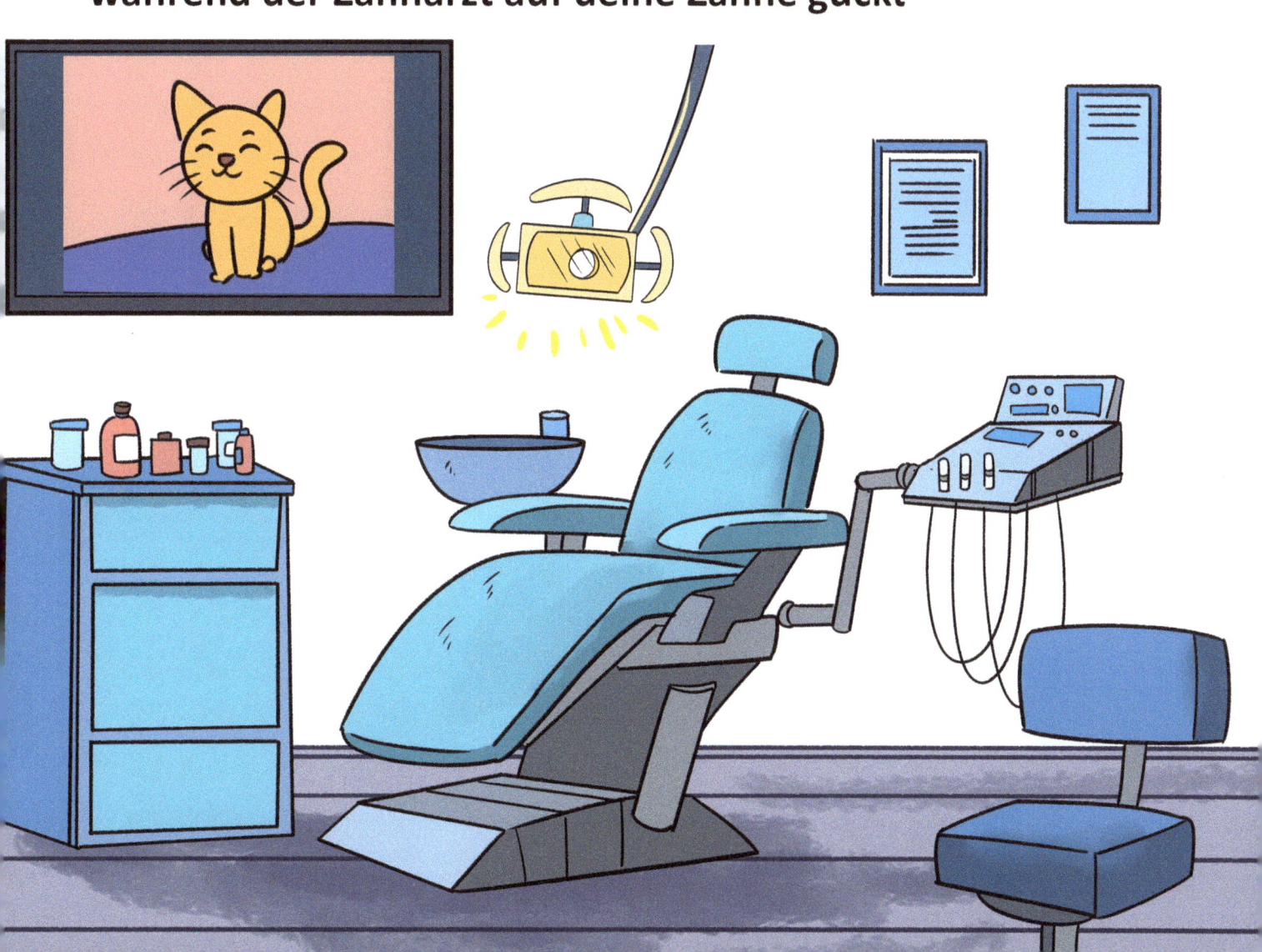

Wenn du in diesem großen Stuhl sitzt,
kannst du nachfragen, ob du einmal
hoch und runter fahren darfst.

Cool, oder?

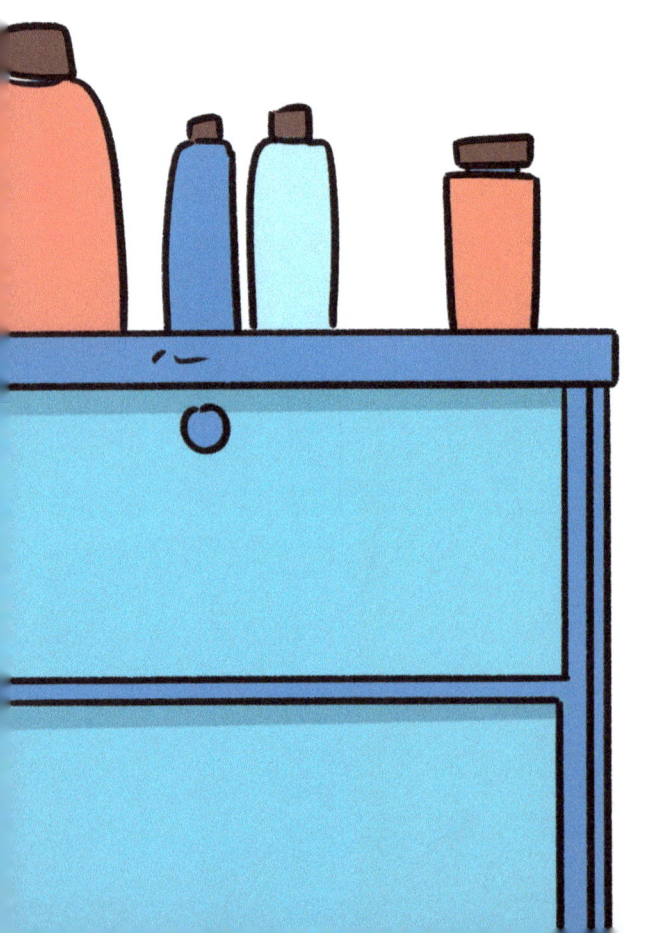
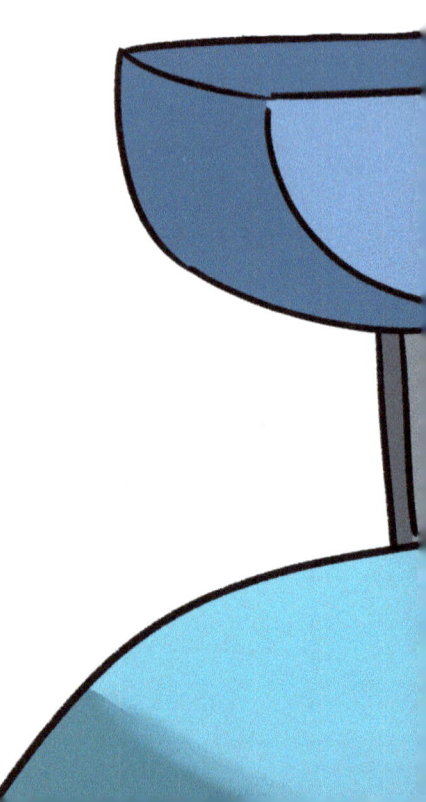

**Versuch deine Muskeln zu entspannen und dich im Stuhl zurückzulehnen.
Der ist sehr bequem!**

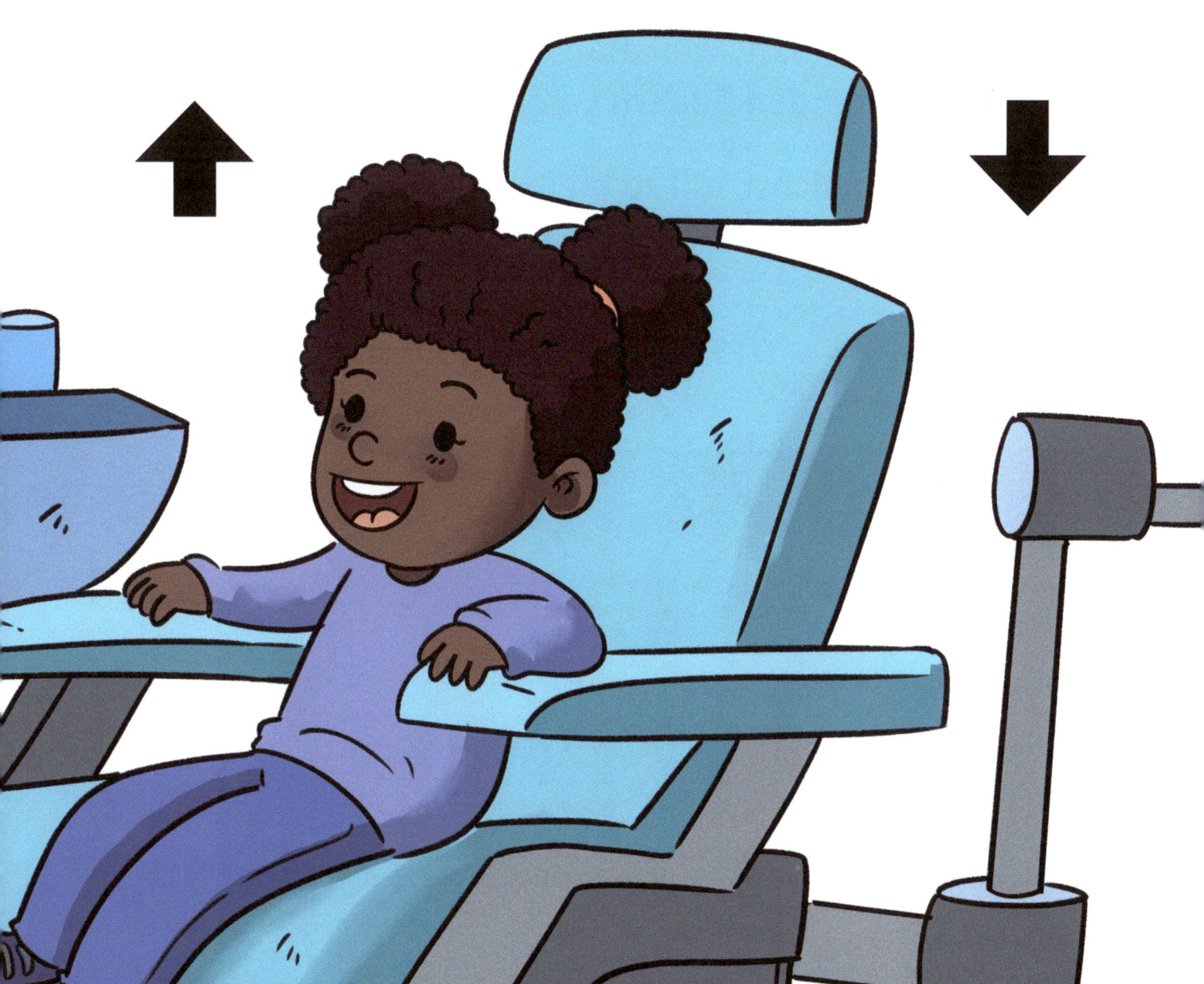

Manchmal muss ein Röntgenbild von deinen Zähnen gemacht werden, um zu sehen ob Karies innen wächst.

Du kriegst dafür eine große Schürze um, die du für die Fotos tragen musst, weil man den Rest deines Körpers auf den Bildern verstecken will.

Versuche möglichst still zu bleiben, während die Bilder deiner Zähne gemacht werden.

Bist du bereit?

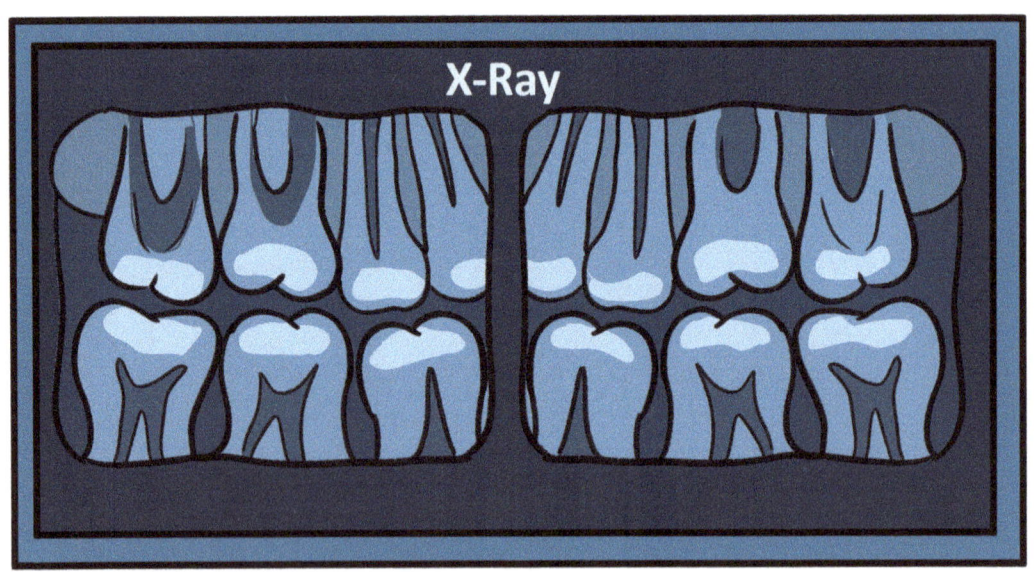

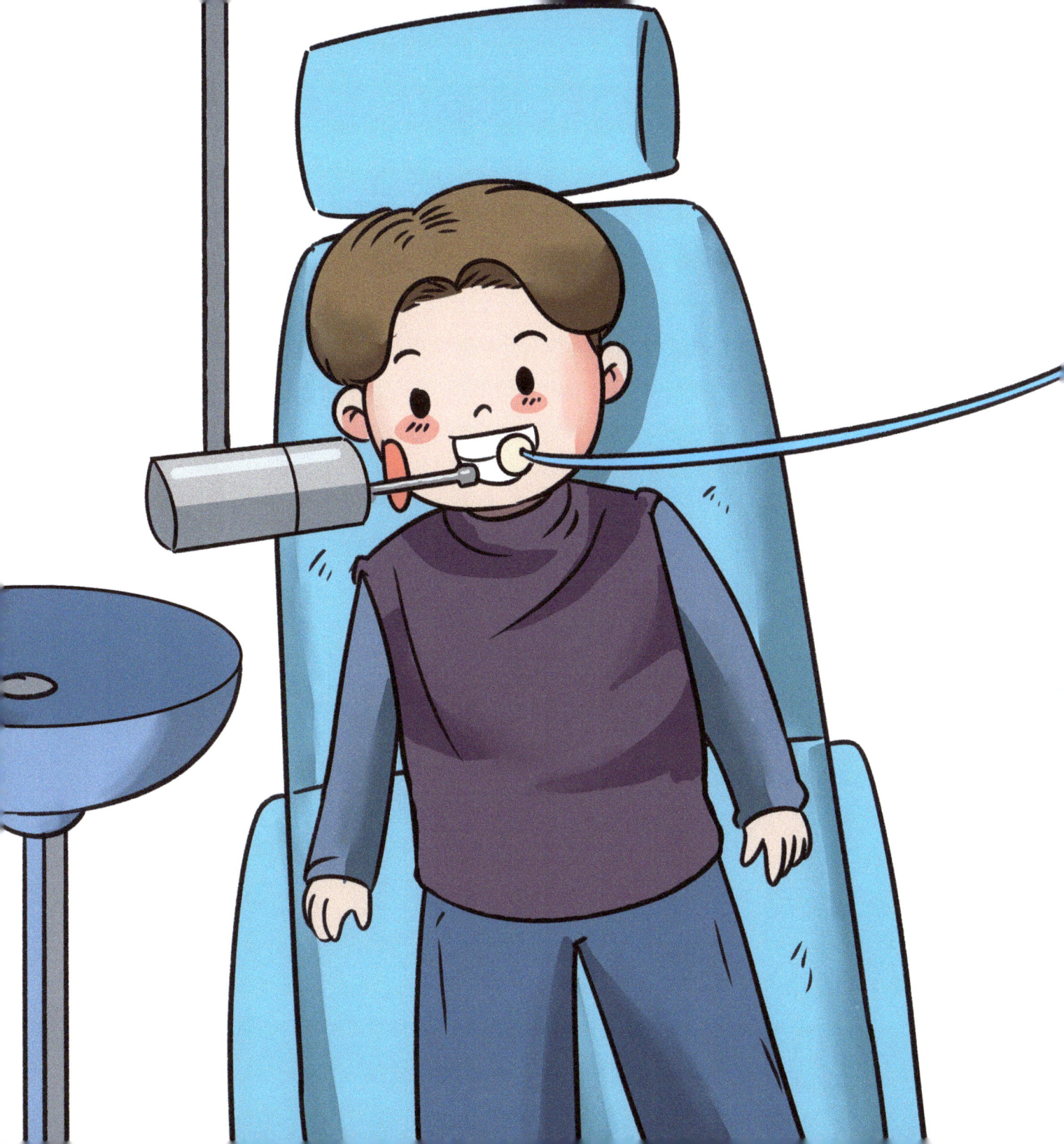

Bevor deine Zähne gereinigt werden, bekommst du ein Lätzchen aus Papier.

Bald wirst du deinen Zahnarzt kennen, der freundlich, vorsichtig und sanft ist.

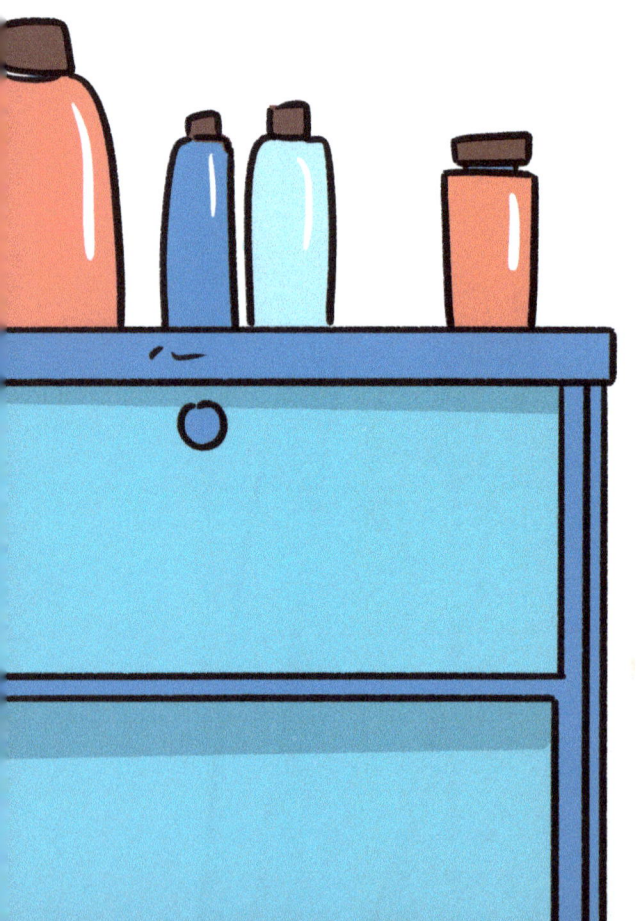

Wusstest du schon, dass dein Zahnarzt dir gerne sein Lächeln zeigt und auch deins im Gegenzug gerne sehen möchte?

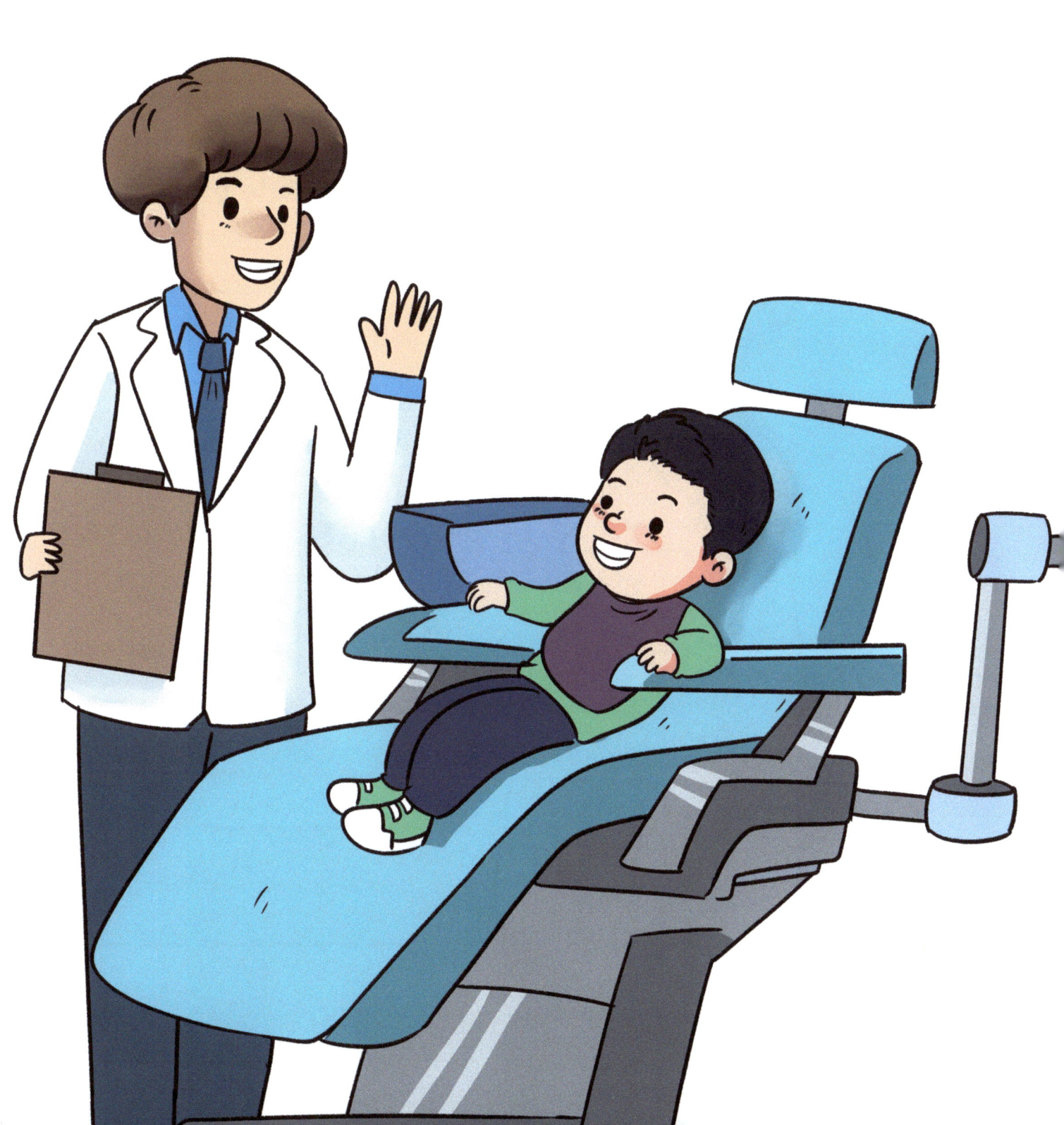

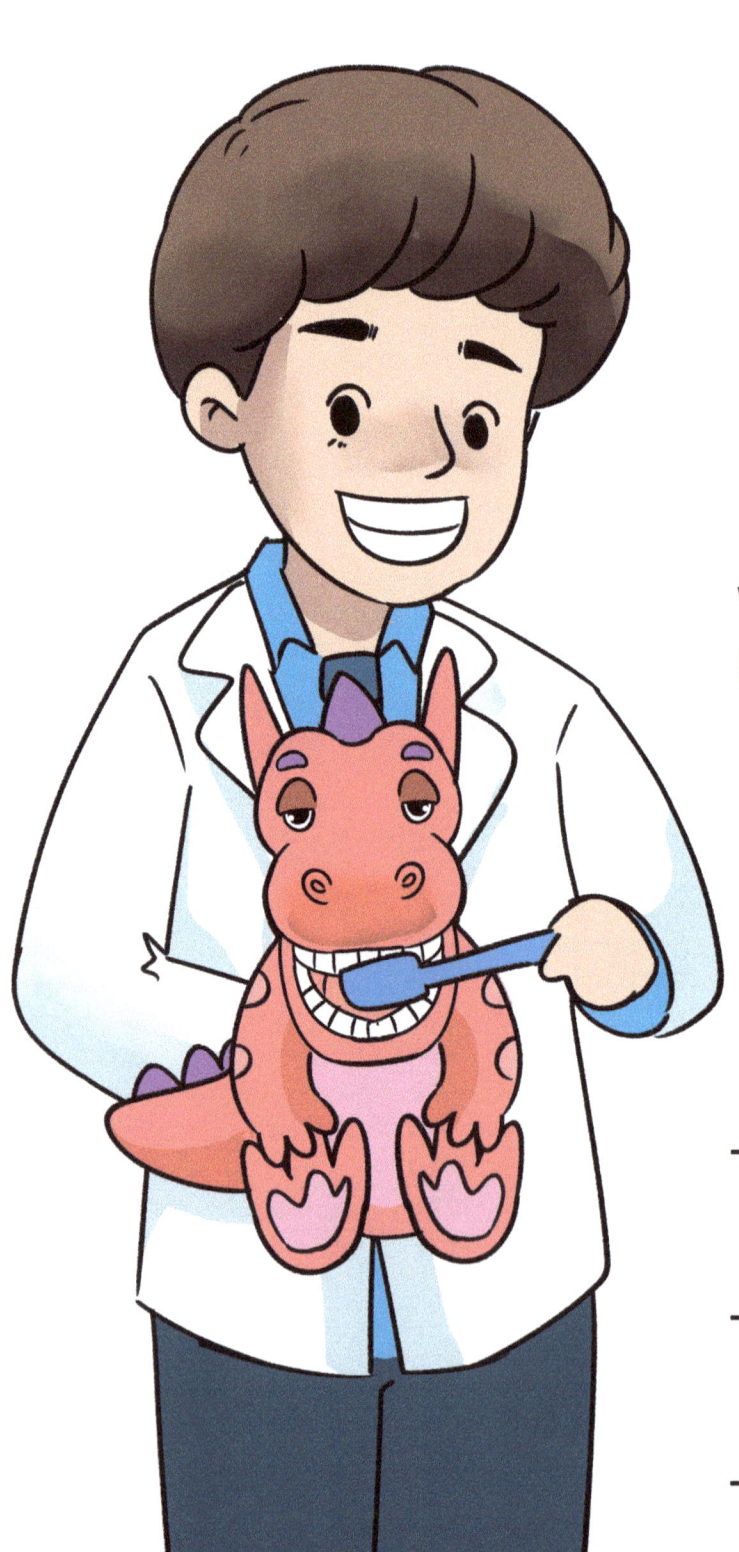

Dein Zahnarzt wird dir zeigen, wie man Zähne putzt und Zahnseide einsetzt. Du lernst jetzt, wie du deine Zähne jeden Tag reinigen solltest.

Wenn du Fragen zur Pflege deiner Zähne hast, dann solltest du sie jetzt stellen.

Schreibe hier deine Fragen auf:

_____

_____

_____

Benutzt du jeden Tag Zahnseide?

____ Ja   ____ Nein

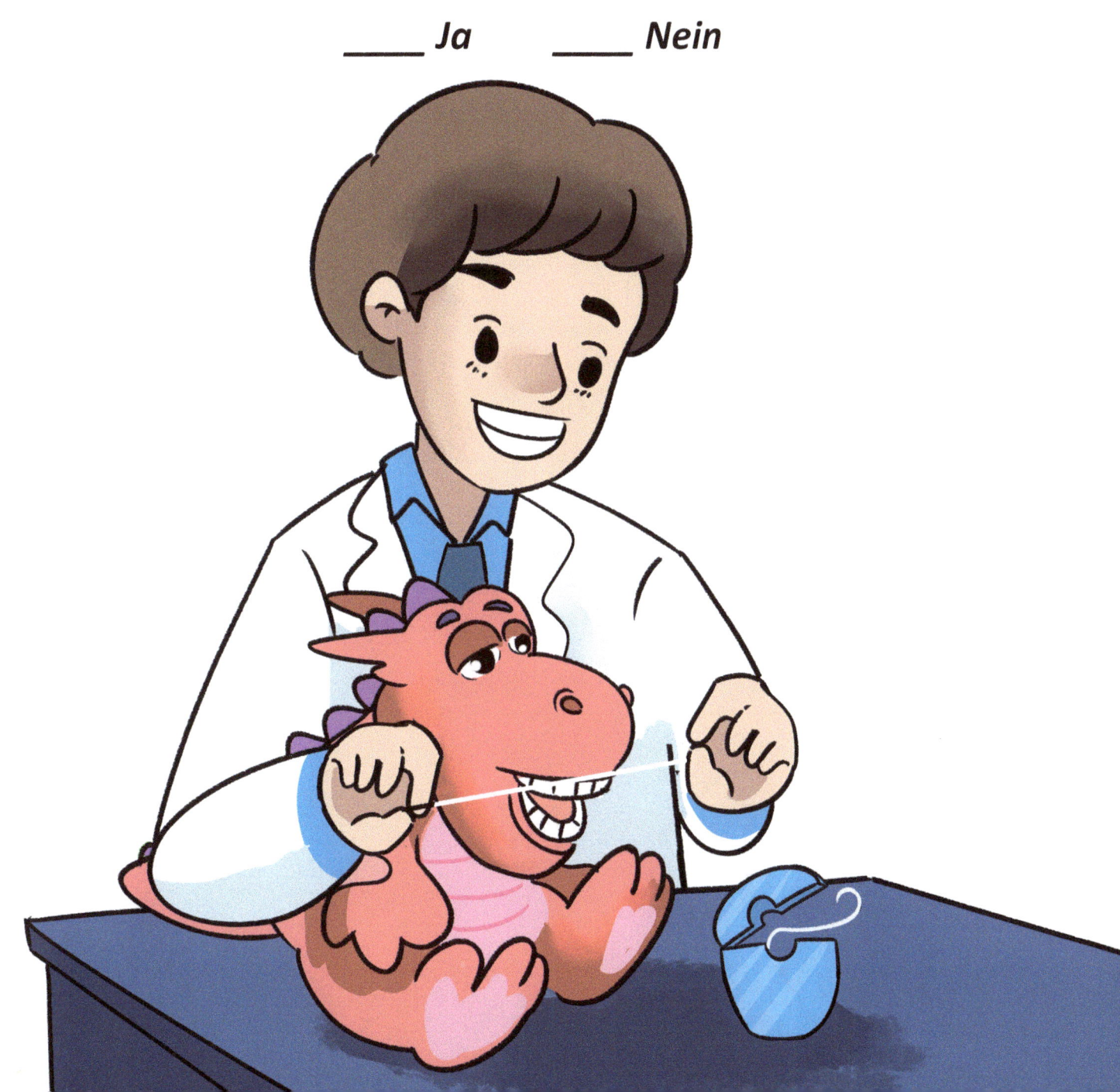

Dein Zahnarzt wird mit einem hellen Licht in deinen Mund schauen, um deine Zähne und dein Zahnfleisch genau zu untersuchen, damit er sicher sein kann, dass sie gesund bleiben.
Es wird geprüft, ob es Löcher gibt, die durch zuckerfressende Bakterien verursacht werden.

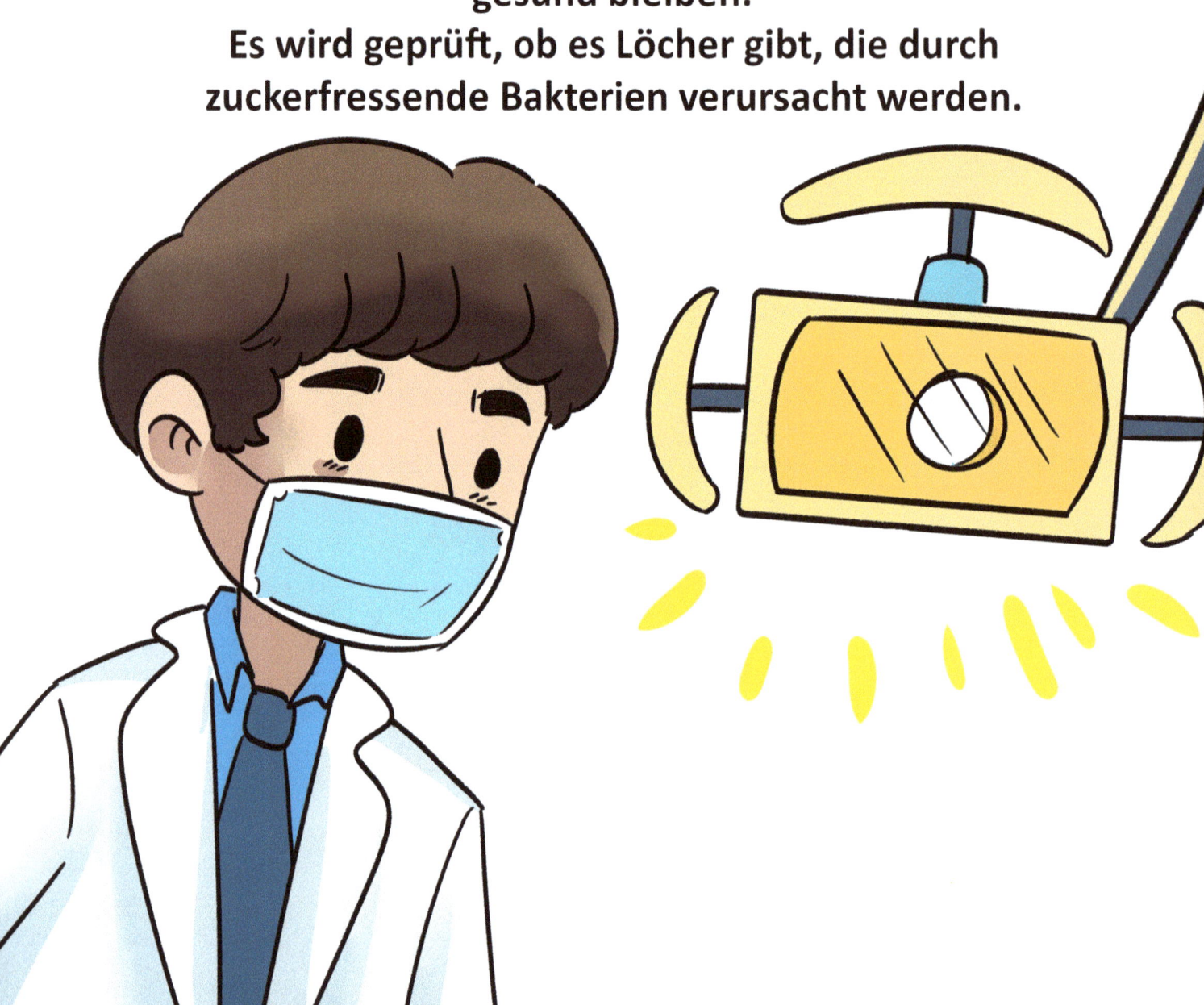

Lustige Tatsache: Diese Bakterien lieben es, deine Zähne zu essen, aber du kannst sie aufhalten, indem du weniger Süßigkeiten isst und mindestens zweimal am Tag (morgens und abends) deine Zähne putzt und Zahnseide einsetzt. Zusätzliches Zähneputzen nach dem Mittagessen hilft zusätzlich.

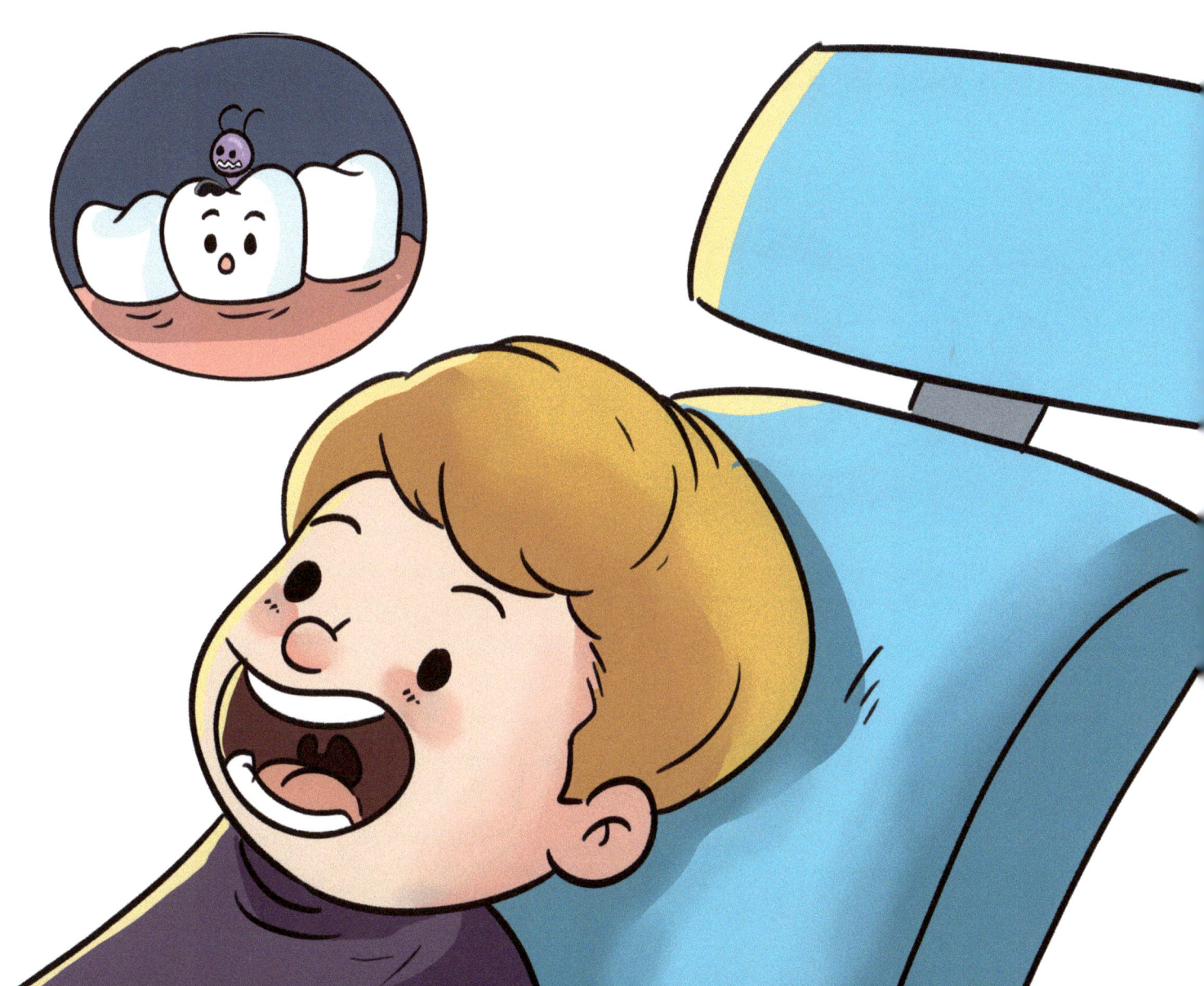

Mach dir keine Sorgen: Dein Zahnarzt hilft dir, dass du deine Zähne gut reinigst.

Er kann Werkzeuge wie einen kleinen Spiegel einsetzen, um deine Zähne auch von hinten zu kontrollieren. Er hat eine kleine Wasserpistole, die ganz sanft Wasser in deinen Mund spritzt und einen dazu passenden Strohhalm, mit dem Wasser und Bakterien wieder abgesaugt werden.

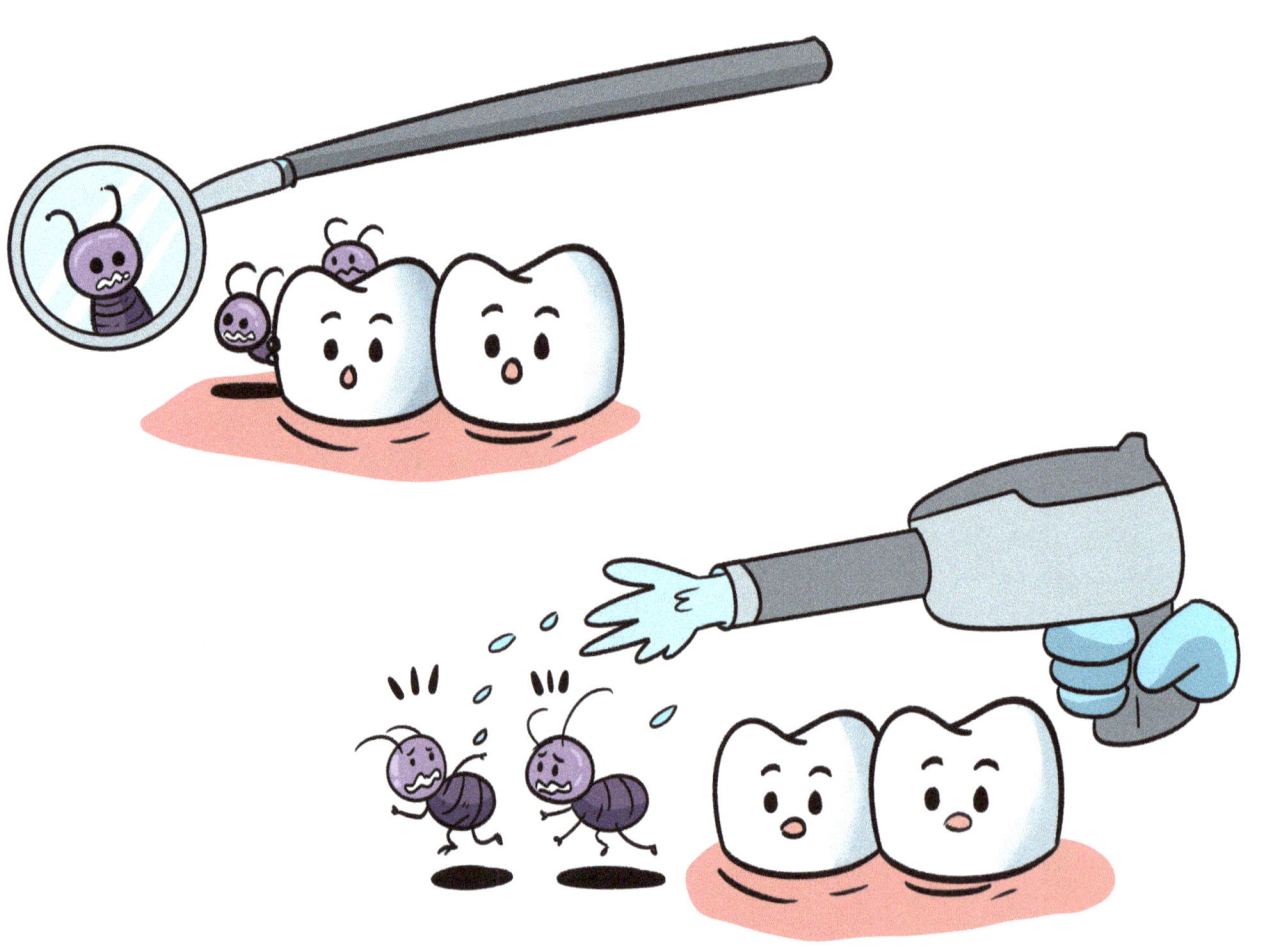

Diese Werkzeuge sind super coole Waffen, um deine Zähne sauber und gesund zu halten.

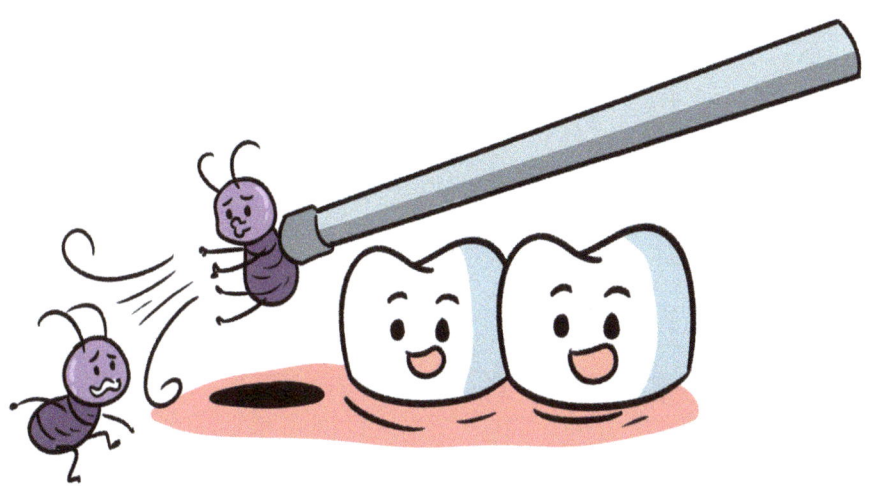

Solltest du ein Loch haben, kann dein Zahnarzt ein Werkzeug einsetzen, um die Bakterien zu entfernen und es zu reparieren.

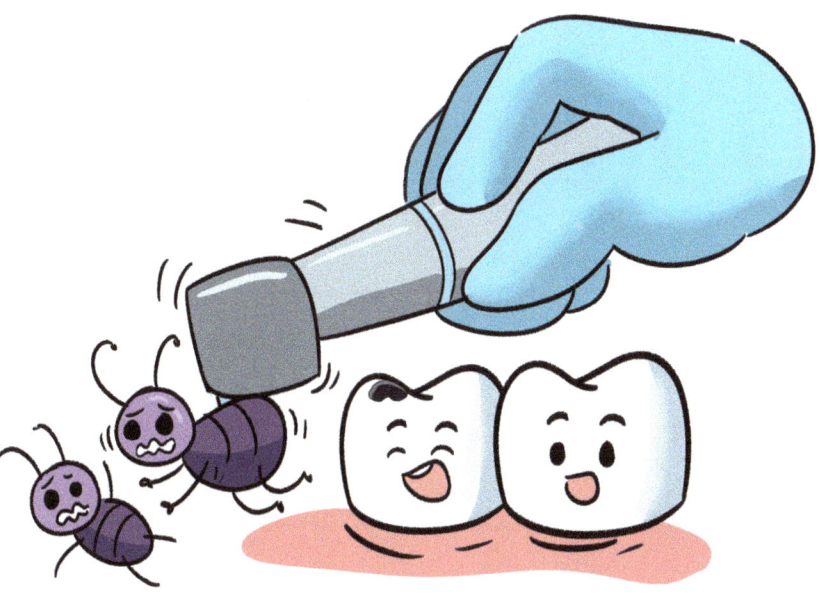

Das Reparieren und Füllen von Löchern kann manchmal wirklich schwierig sein, da sich die Bakterien in schwer erreichbaren Stellen verstecken.

Wenn das passiert, bekommst du etwas Medizin auf dein Zahnfleisch, damit dieser Teil deines Mundes und deiner Zunge einschläft und du nichts spürst.

Die Medizin kommt durch einen kleinen, schnellen Pieks in deinen Mund.

Atme tief ein (gute Medizin rein) und aus (schlechte Bakterien raus).

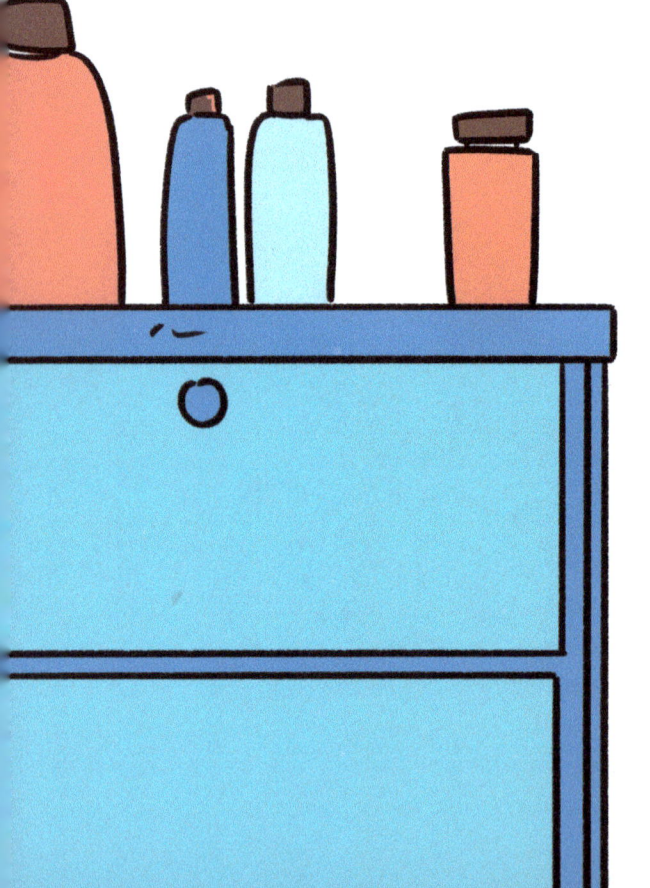

Du bist so mutig im Kampf gegen die Bakterien!

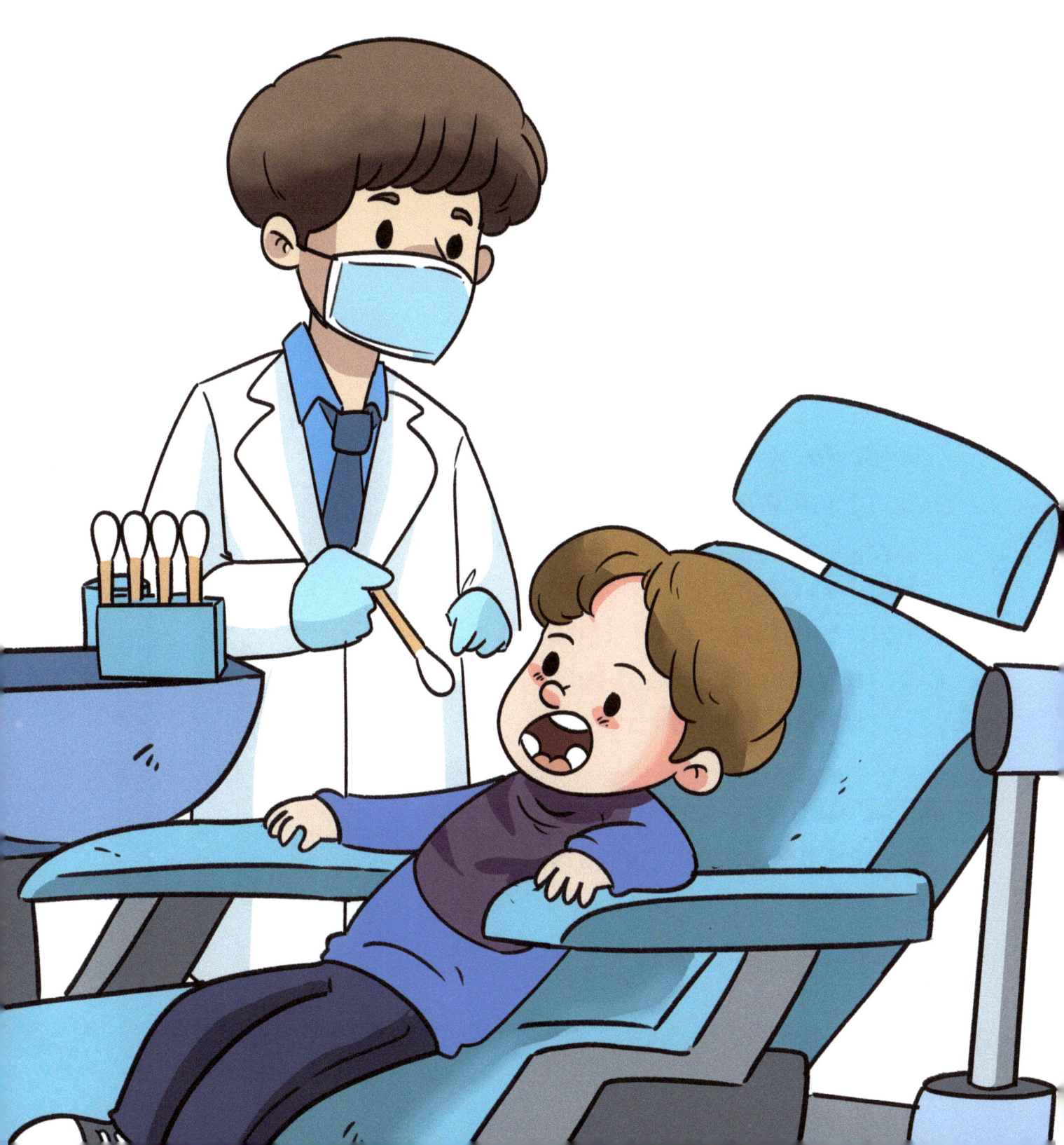

Einige Kinder bekommen Lachgas zum Einatmen - ja, das heißt wirklich so - um sich zu entspannen, während der Zahnarzt das Loch von den bösen Bakterien säubert.

Weißt du, warum es Lachgas genannt wird?

Weil es dich zum Lachen bringen wird und dich dadurch albern und entspannt fühlst und kichern musst!

Also: wenn du Lachgas zum Atmen bekommst, vergiss nicht zu lachen!

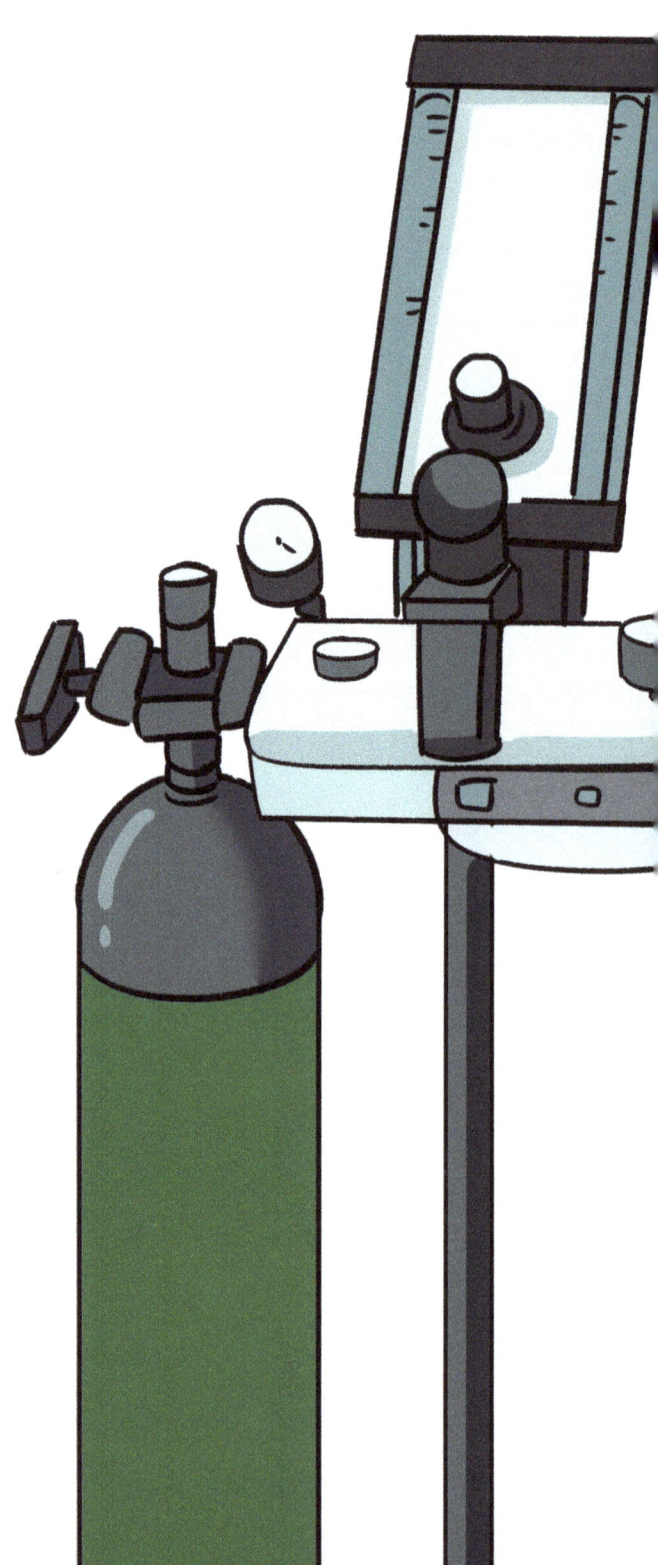

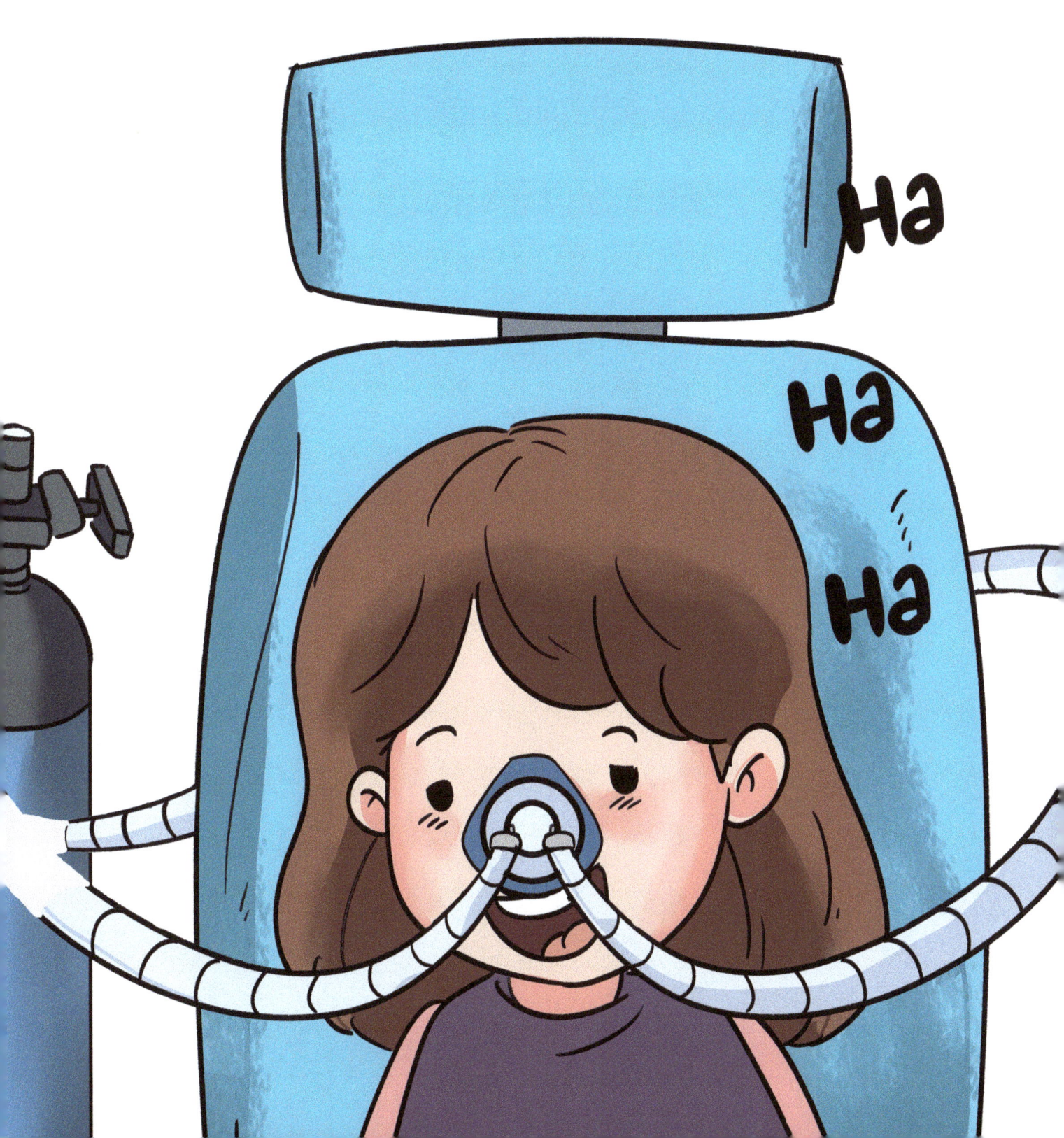

Zum Abschluss werden deine Zähne poliert, damit sie extra sauber werden und richtig glänzen. Danach spülst du deinen Mund aus und spuckst das Wasser aus, genauso wie beim Zähneputzen.

Bevor du dich versiehst, ist dein Zahnarzt schon fertig mit allem. Alle im Raum werden sehen, wie mutig du gewesen bist und sehr stolz auf dich sein!

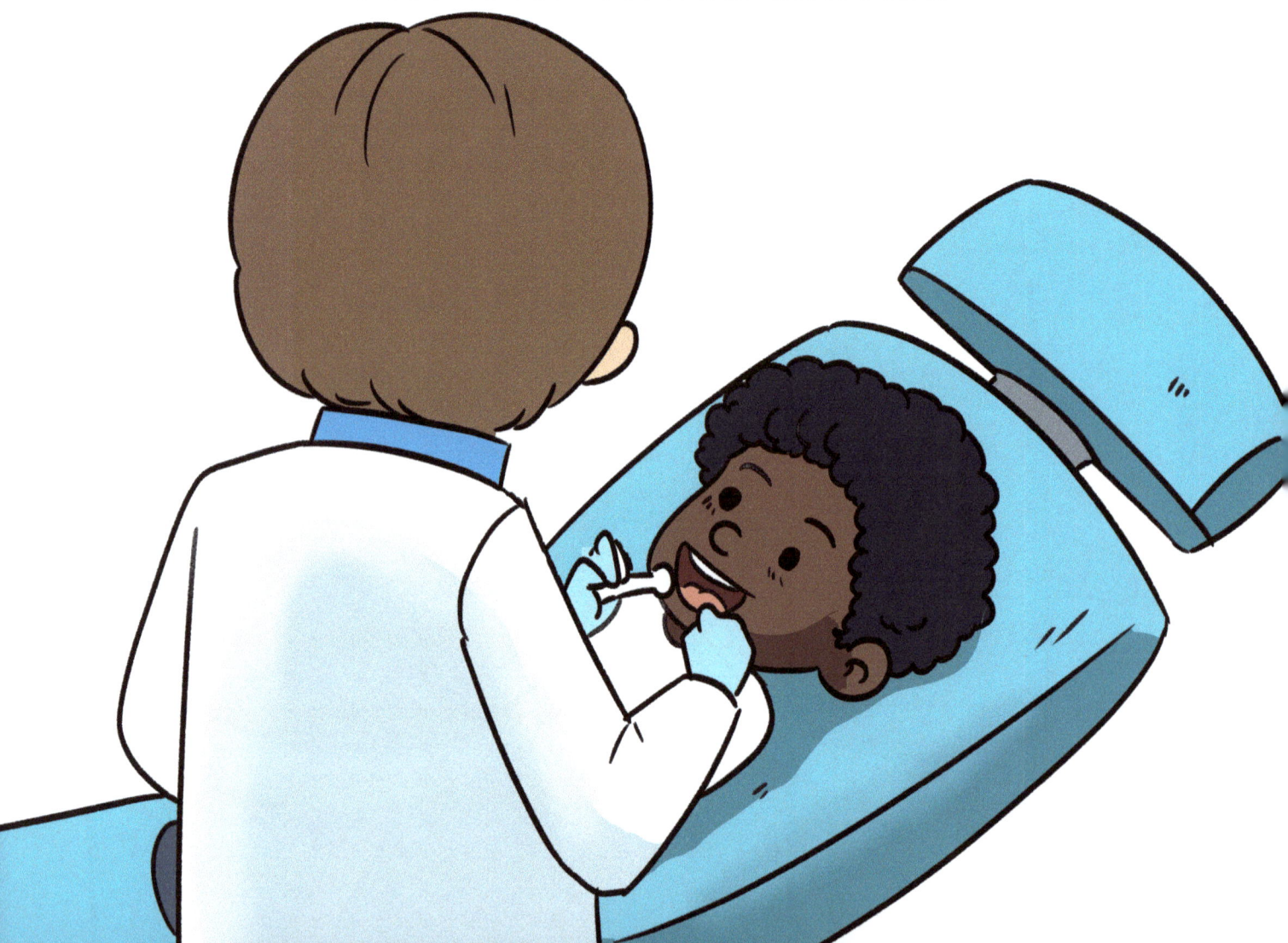

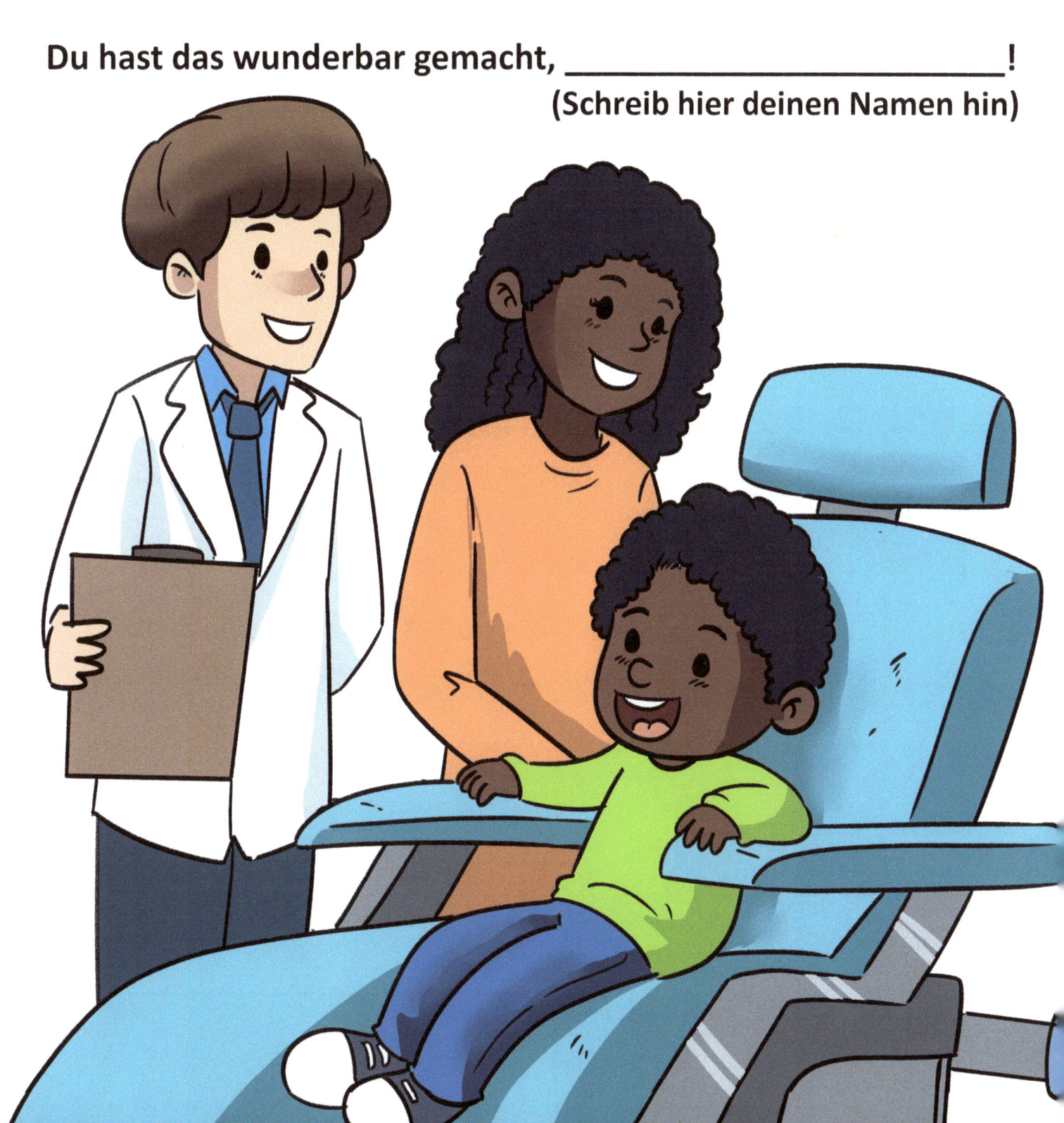

Vielleicht fühlst du dich noch nicht ganz fit, manchmal braucht auch der eingeschlafene Teil deines Mundes noch eine Weile, um wieder aufzuwachen.

Nimm dir die Zeit und *entspanne* dich jetzt.

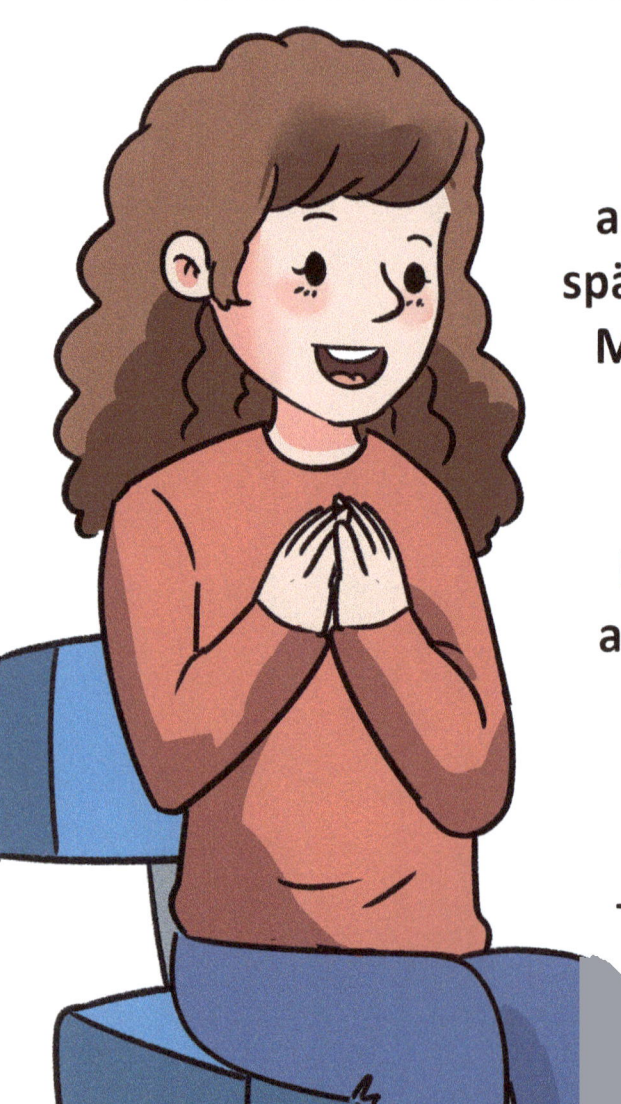

Aber du kannst schon damit anfangen zu überlegen, was du später essen möchtest, wenn dein Mund aus dem „Mittagsschlaf" erwacht ist.

Fang damit an, hier eine Liste aufzuschreiben oder zu malen:

_____

_____

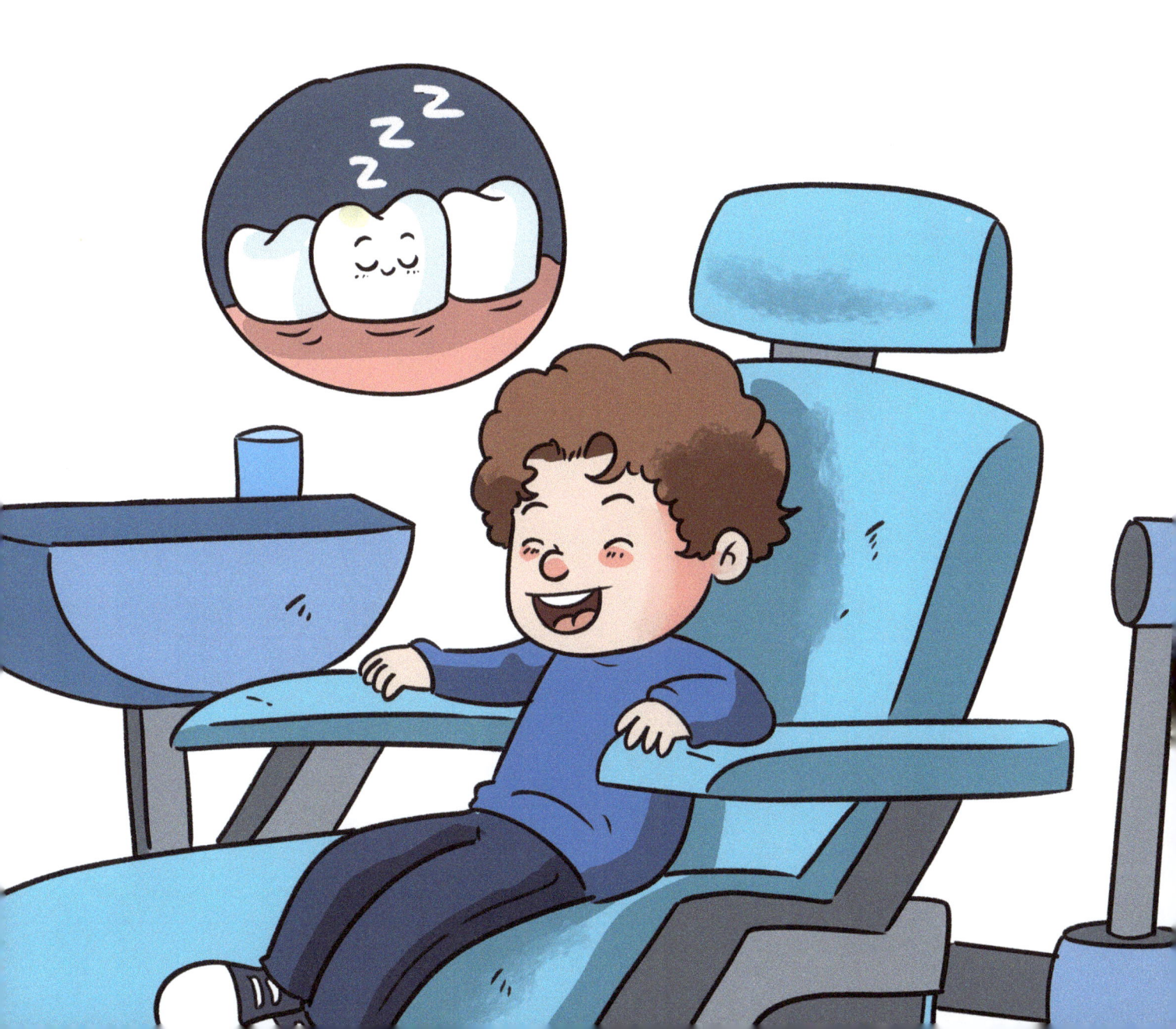

Dein Abenteuer beim Zahnarzt ist jetzt wirklich fast vorbei. Aber bevor du nach Hause gehst, bekommst du noch eine neue Zahnbürste und Zahnpasta von deinem Zahnarzt mit.

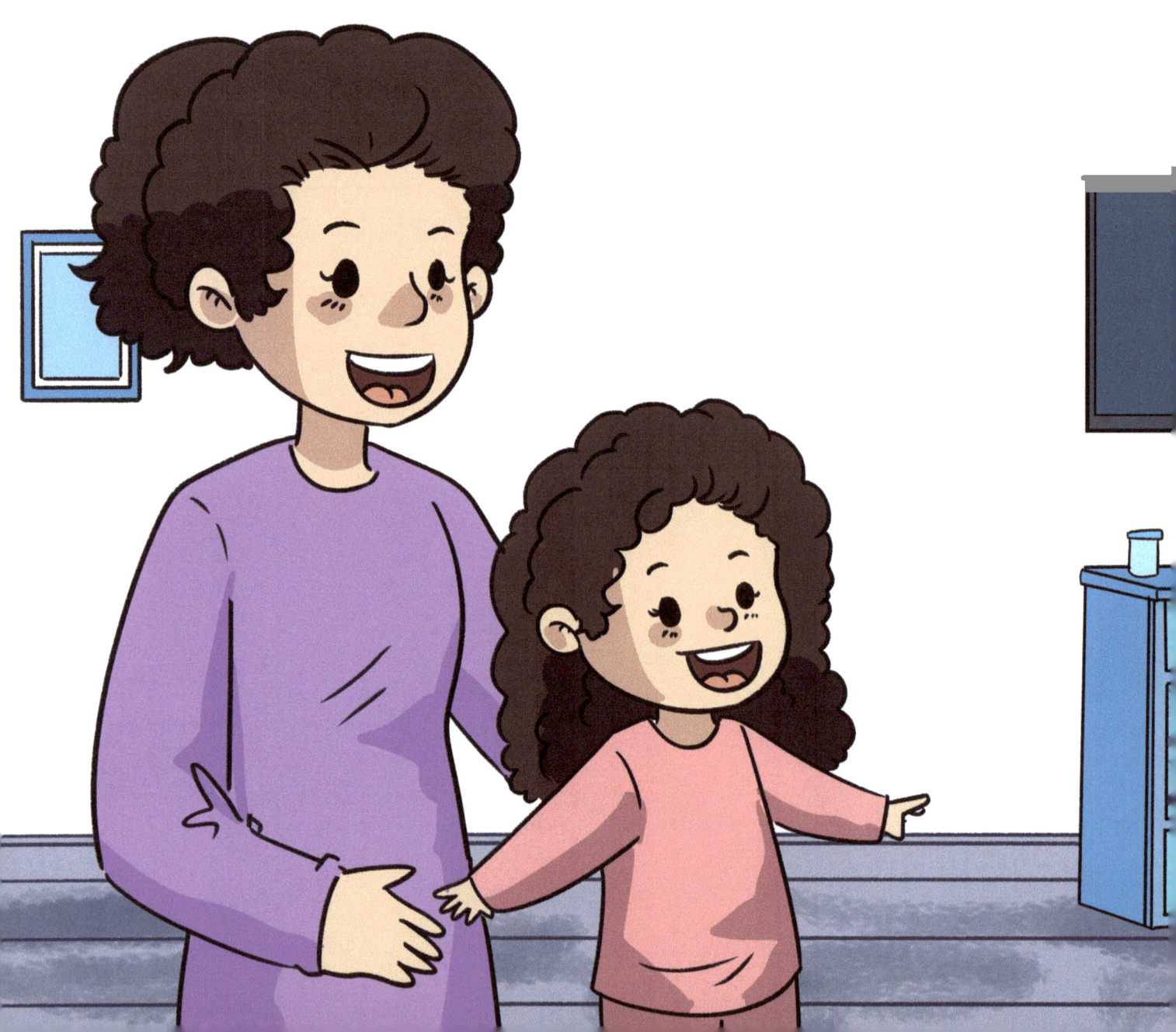

Welche Farbe wirst du bekommen?
Kreise die Farbe deiner neuen Zahnbürste ein.

Rot   Grün   Gelb   Blau   Pink   Orange   Lila

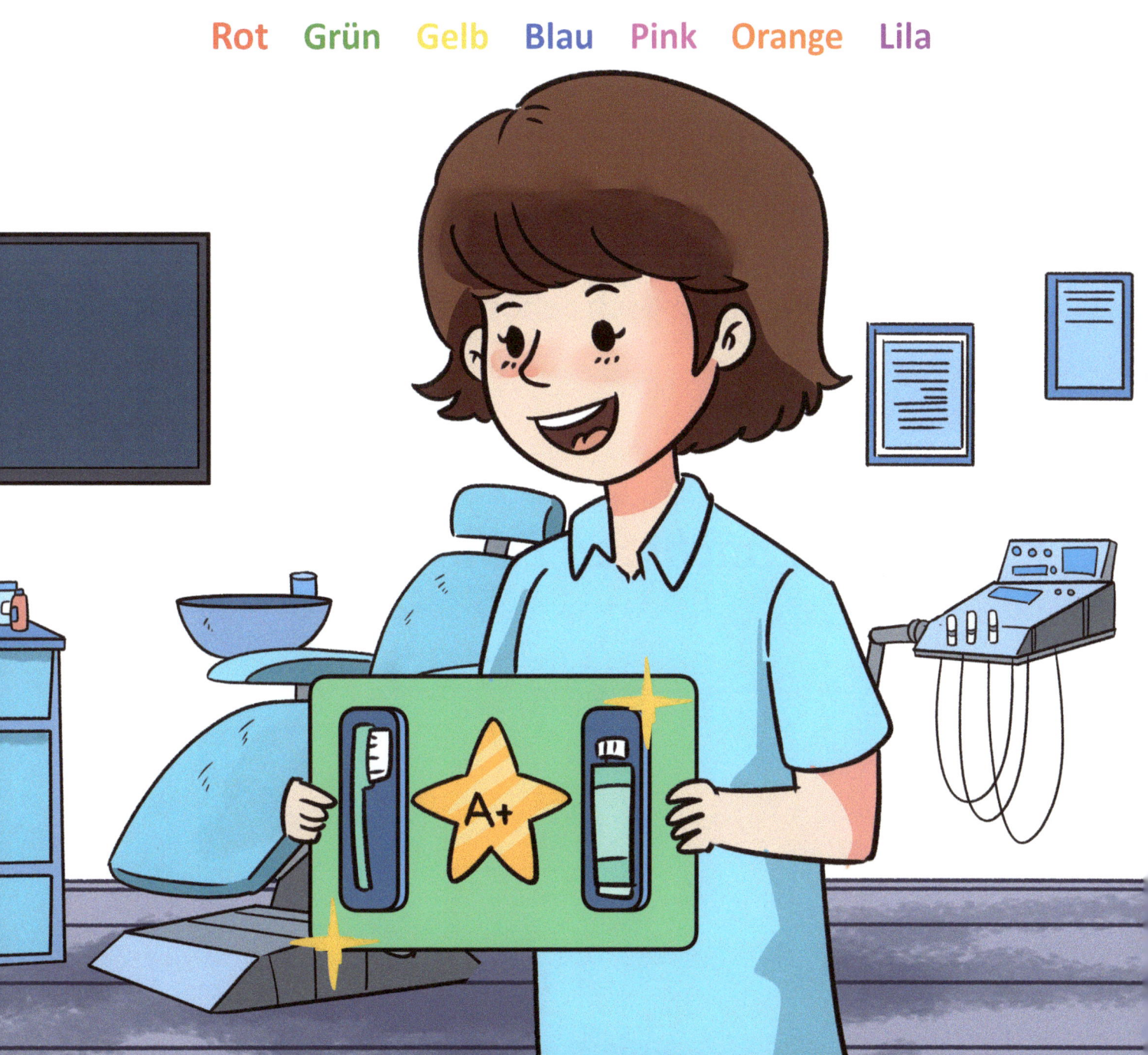

Da du nun weißt, wie du deine Zähne besser pflegen kannst, wünschen wir dir viel Spaß beim Zähneputzen und Zahnseide benutzen.

Vergiss nicht, allen dein schönes Lächeln zu zeigen.

Bis zum nächsten Zahnarztbesuch!

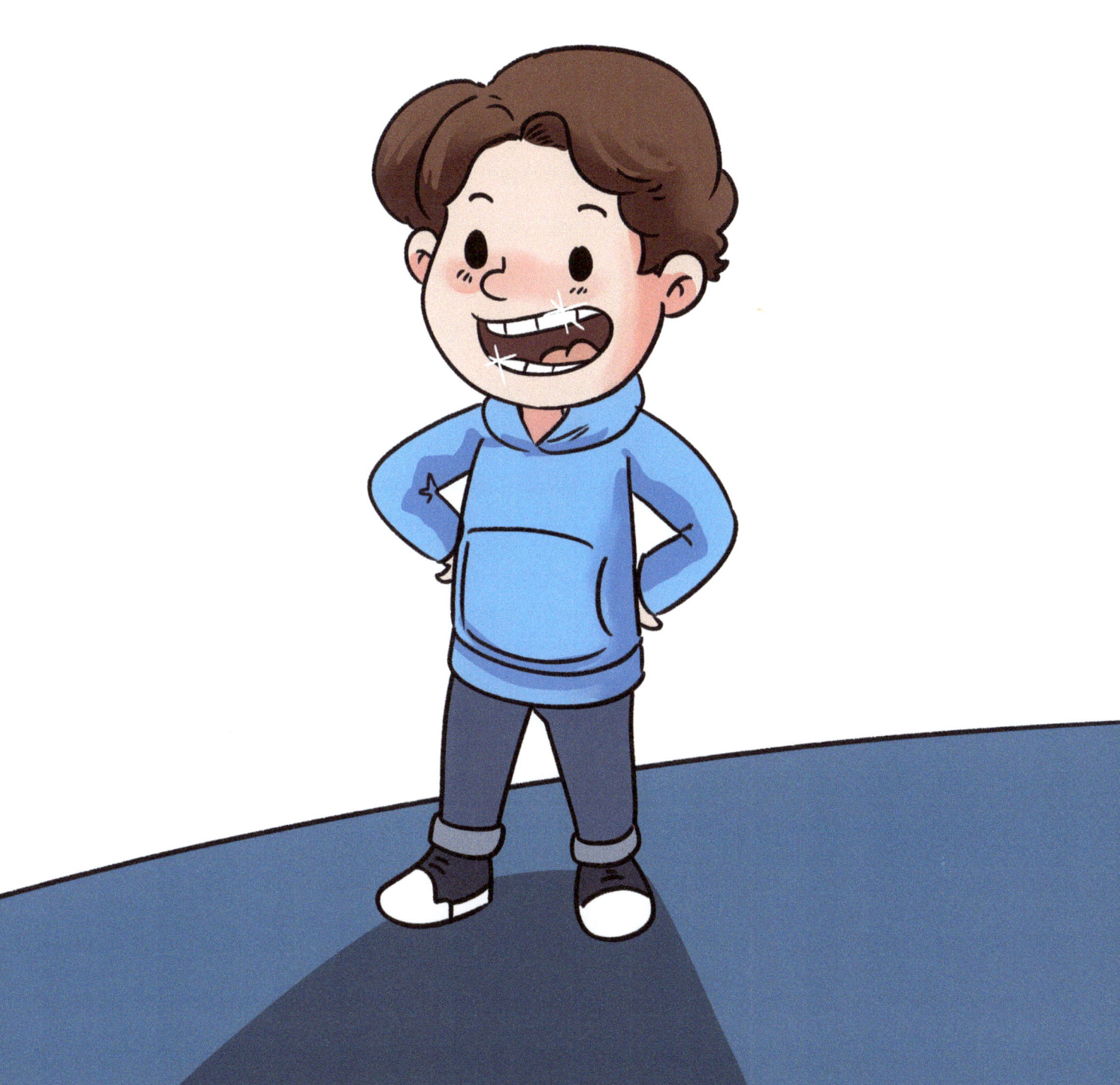

Hat dieses Buch deinem Kind geholfen?
Wenn ja, würde ich mich sehr freuen darüber zu hören!

www.amazon.de/gp/product-review/B0DPCZB91B

Weitere Bücher können hier gefunden werden:

www.fzwbooks.com

Kontakt mit der Autorin

E-Mail: books@fzwbooks.com
facebook/instagram: @FZWbooks

Haftungsausschluss

Es sollte beachtet werden, dass die Illustrationen nicht immer maßstabsgetreu sind.

Dieses Buch wurde zu Informations-, Bildungs- und persönlichen Entwicklungszwecken verfasst und sollte nicht als Ersatz für medizinischen Rat verwendet werden.

Bitte konsultiere den Zahnarzt deines Kindes, wenn medizinische Betreuung oder Behandlung benötigt wird und um sicherzustellen, dass die Informationen dieses Buches für die medizinischen Behandlungen und Bedürfnisse deines Kindes geeignet sind.

Die Autorin und der Verlag sind weder direkt noch indirekt verantwortlich für etwaige Schäden, finanzielle Verluste oder sonstige Probleme, die aufgrund der Informationen in diesem Buch entstehen. Durch das Lesen dieses Buches erklären sich die Leser damit einverstanden, die Autorin und den Verlag nicht für Schäden, die durch Fehler, Ungenauigkeiten oder Auslassen von Informationen in diesem Buch entstehen könnten, verantwortlich zu machen.

Bitte nutze dieses Buch in Verbindung mit dem Rat des Zahnarztes. Vielen Dank.

Über die Autorin

Dr. Fei Zheng-Ward ist Anästhesistin und versteht daher die Befürchtungen, die bei Kindern und Erwachsenen um eine Operation bestehen. Ihr Ziel ist es durch medizinische Bücher den Patienten nützliche Informationen bereitzustellen, damit sie ein besseres Verständnis für die Abläufe vor, während und nach einer Operation bekommen.

Die Leserinnen und Leser sollen befähigt werden, informierte Entscheidungen zu treffen und sich so bei ihrer anstehenden Operation möglichst wohl fühlen.

Als praktizierende Ärztin möchte sie von ihren Patienten für ihre Detailgenauigkeit, ihr Engagement für eine einfühlsame und individuelle Patientenbetreuung sowie für ihre starke Präsenz in der Patientenvertretung während des perioperativen Zeitraums respektiert werden.

Sie versteht die Bedeutung des emotionalen und körperlichen Wohlbefindens im Zusammenspiel und setzt sich für die Autonomie ihrer Patienten ein.

Neben ihrer klinischen Tätigkeit engagiert sich Dr. Zheng-Ward aktiv in der medizinischen Ausbildung und trägt zu medizinischen Fachzeitschriften und staatlichen sowie nationalen Konferenzen bei.

Mehr über Dr. Fei Zheng-Ward:

- Fachärztin für Anästhesiologie (Board Certification in USA)

- Facharztausbildung in Anästhesiologie am Johns Hopkins Hospital in Baltimore, MD

- Master-Abschluss in Public Health (MPH) von der Dartmouth Medical School in Hanover, NH

Bücher von der Autorin

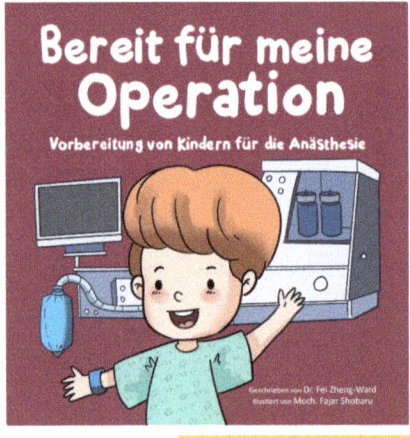
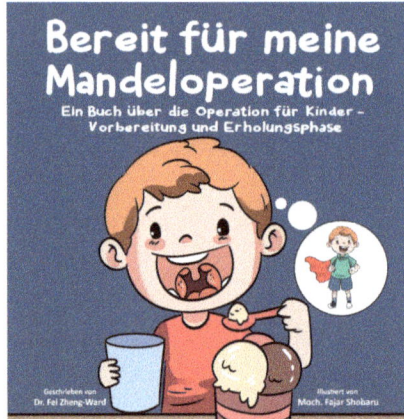
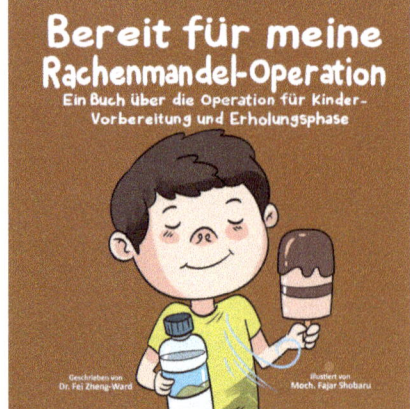
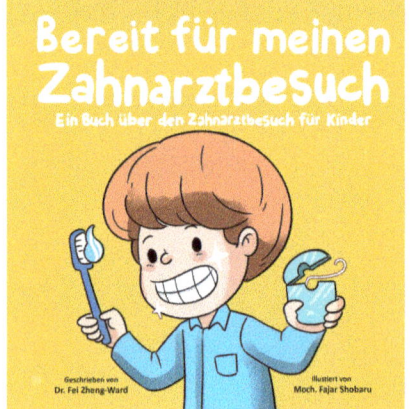
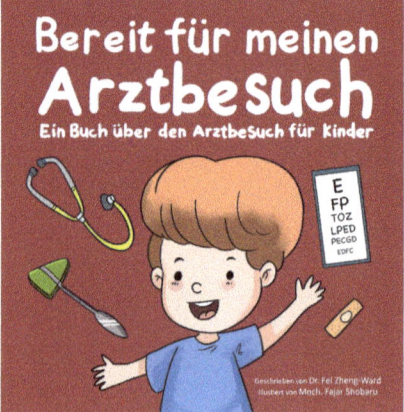
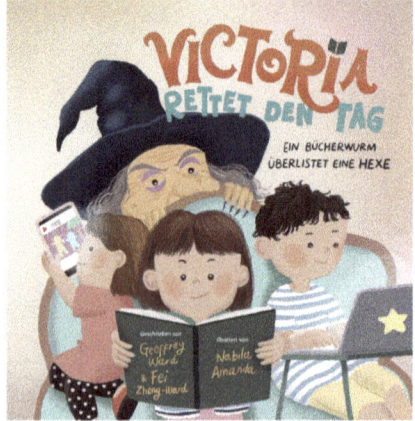

www.ingramcontent.com/pod-product-compliance
Lightning Source LLC
Chambersburg PA
CBHW040000040426
42337CB00032B/5167